MON MEILLEUR AMI...
C'EST MOI

Groupe Eyrolles
61, bd Saint-Germain
75240 Paris Cedex 05
www.editions-eyrolles.com

Mise en pages et maquette : Florian Hue

Pierre Portevin

Préface de Ilios Kotsou

MON MEILLEUR AMI...
C'EST MOI

Éloge et mode d'emploi
de l'amitié avec soi-même

EYROLLES

À Molly et Milton, mes si chers enfants.
Vous êtes ma source de joie et de courage.
Merci d'être qui vous êtes, comme vous êtes.
Soyez de bons amis pour vous.
Le reste suivra !

Préface

L'amitié est une notion importante et un vrai refuge pour la plupart d'entre nous. Elle avait déjà une place de choix dans la philosophie grecque, Épicure la présentant par exemple comme un des bienfaits les plus importants découlant de la sagesse.

Ces affinités se révèlent souvent autour de l'entrée à l'école : je le constate en regardant se tisser les liens entre ma fille d'à peine 3 ans et les enfants de son groupe. Peut-être vous rappelez-vous de ces amitiés d'antan, peut-être même avez-vous encore dans votre entourage ces amis « de toujours », rencontrés sur un banc, au hasard d'un parc ou dans la cour de récré ?

L'amitié envers autrui est donc une valeur partagée importante, mais qu'en est-il de l'amitié avec nous-mêmes ? Nous traitons-nous comme nous traiterions un ami cher et ce, particulièrement dans les moments de doute, de tempête, lorsque nous nous sentons désemparés, impuissants ou honteux ?

Dans notre culture, la comparaison sociale fait des ravages. Elle a érigé, comme gage d'excellence et de réussite, une exigence qui confine à une forme de dureté et parfois même de maltraitance. Ce qui amène certains d'entre nous à être critiques, intraitables avec eux-mêmes, comme si ce comportement était vertueux et qu'il était la seule voie vers l'amélioration ou le dépassement de soi.

Pourtant, comme le met bien en avant Pierre Portevin dans son ouvrage, cette attitude est en fait contre-productive et entretient, voire génère, de nombreuses difficultés et souffrances. Pierre défend de manière convaincante pourquoi nous avons tout intérêt à nous traiter comme notre meilleur(e) ami(e). À l'aide d'exemples concrets et d'exercices pratiques, il nous présente de manière claire la manière de cultiver cette amitié avec nous-mêmes et nous explique les bienfaits importants qui pourraient en découler.

Très vivant, explorant une diversité d'outils, de la communication non violente à l'auto-louange, et parsemé d'anecdotes issues notamment de son expérience de vie, cet ouvrage de qualité s'inscrit dans la tradition des *self-help books* (manuels de développement personnel pratiques) très populaires dans le monde anglo-saxon.

On pourrait ergoter sur le mélange de références à des études scientifiques établies, avec des théories et outils qui n'ont pas été validés par la recherche, mais ce serait au risque de perdre de vue l'essentiel : l'attrait de cette invitation à se mettre en action avec audace et bienveillance pour réenchanter notre vie.

Ilios Kotsou

Docteur en psychologie, chercheur en psychologie des émotions (chaire Mindfulness, bien-être au travail et paix économique à l'EM Grenoble) et auteur de nombreux ouvrages, notamment *Éloge de la lucidité*. Il est aussi co-fondateur de l'association Émergences (*www.emergences.org*).

Sommaire

3 L'auto-amitié 43

4 La compassion, énergie de l'auto-amitié 63

Sommaire

5 « Entrer en amitié avec soi-même » 97

6 Maintenant qu'on est amis, que fait-on ? 135

7 Engageons-nous ! 181

Encouragements

« *Comment pouvons-nous être bienveillants envers le monde alors que nous sommes souvent si malveillants envers nous-mêmes ? Ce livre nous donne des clés puissantes pour apprendre à devenir notre meilleur ami. La balade à laquelle Pierre nous invite est sûre, car basée sur des recherches, et douce car nourrie de sa propre vulnérabilité.* »

Christine Lewicki, coach d'entreprise certifiée, conférencière, formatrice. Auteure notamment du bestseller *J'arrête de râler* (plus de 250 000 exemplaires vendus !).

« *Il est un principe de bon sens selon lequel chacun de nous est «la personne avec qui il va passer le plus de temps dans sa vie» ; dès lors, autant entretenir avec soi-même une relation non seulement bienveillante, mais surtout dynamique, notre auto-motivation étant à la base de la réussite plupart de nos projets durables.*

C'est à cette réflexion que nous convie Pierre Portevin dans cet ouvrage inspirant où l'amitié avec soi-même apparaît clairement comme la porte d'entrée de l'accomplissement de soi autant que de la relation vraie avec les autres.

Quelle démonstration formidable que celle portée par Pierre Portevin lorsque - passant de l'amitié à l'auto-compassion - il nous indique comment déclencher sereinement la mise en puissance de soi-même.

Un des ouvrages de développement personnel les plus originaux que j'ai lu depuis longtemps ! »

Philippe Gabilliet, professeur de Psychologie et de Management à ESCP Europe (Paris), chargé d'enseignement à HEC Genève (Suisse), conférencier et coach de dirigeants, docteur en sciences de gestion. Auteur de nombreux ouvrages dont : *Eloge de l'Optimisme, Eloge de la Chance et Eloge de l'Audace et de la Vie Romanesque.*

« *Pour Épicure, la recette du bonheur est simple: il faut avoir des amis et un jardin.*

Dans son livre, Pierre Portevin rejoint le philosophe grec et propose d'élargir sa maxime au cas particulier de notre jardin intérieur.

Être ami avec soi-même, c'est donc encore un peu de bonheur en plus.

Voilà un message simple que ce livre a l'excellente idée de nous rappeler ! »

Luc de Brabandere, philosophe d'entreprise, ingénieur civil en mathématiques, enseignant à la Louvain School of Management et à l'école centrale à Paris, et senior advisor au Boston Consulting Group (Paris). Auteur de nombreux ouvrages dont *Petite philosophie des histoires drôles*.

« *Se laisser aimer est probablement l'un des chemins les plus difficiles à parcourir pour de nombreux humains. Pierre Portevin nous propose d'aplanir la route en nous invitant à nous aimer nous-mêmes en premier lieu. Il va à l'essentiel en manifestant par sa recherche, sa bienveillance profonde à l'égard de lui-même et de ses semblables. Il est de ces guides dont nous avons besoin. Heureux donc le lecteur de son livre qui expose les obstacles et surtout propose des pistes faciles à mettre en pratique pour progresser sur cette route de l'indispensable compagnonnage avec soi-même.* »

François Le Doze, neurologue et psychothérapeute. Fondateur et dirigeant de l'institut Self Thérapie Formation pour diffuser l'approche « Internal Family System » (IFS) créée par Richard Schwartz. Auteur de *La Force de la confiance*.

Avant de commencer

Ce livre existe. Quelle joie! Il n'aurait pu être entre vos mains sans tous ceux qui m'ont aidé, de manière directe ou indirecte, et que je remercierai à la fin de cet ouvrage. Avant de commencer, voici quelques informations pratiques.

Compte tenu des contraintes de la langue française et des usages, et pour des raisons de praticité, ce livre est rédigé au masculin, même s'il s'adresse autant aux femmes qu'aux hommes.

Les témoignages que vous lirez concernent en partie des personnages fictifs, mixages de différents individus réels légèrement transformés afin d'éviter, comme on le dit à la fin des films, toute ressemblance autre que fortuite avec des personnes réelles.

Sachez que je ne suis pas un scientifique, mais un praticien. Considérez-moi comme un DJ qui mixe les meilleurs morceaux de psycho pour vous faire danser avec enthousiasme. Ma responsabilité a été d'écrire ce livre le mieux possible ; la vôtre sera d'en faire l'usage qui vous plaira. Vous pouvez monter sur la piste ou rester sur le côté pour regarder les danseurs. J'espère en tout cas vous faire au moins entrer dans le rythme.

Voici un aperçu du programme auquel je vous invite.

- Après avoir campé le sujet de manière très générale, nous observerons comment nous nous parlons habituellement et verrons comment le faire autrement. Ensuite, nous explorerons l'amitié avec soi-même en partant des qualités liées à l'amitié.

- Nous parlerons ensuite de compassion et d'auto-compassion. Elles jouent un rôle déterminant au cœur de l'amitié et des relations que nous entretenons avec nous-même et avec les autres.

3

▶ Il sera temps alors de voir comment entrer en amitié avec soi. Je vous proposerai des conseils et pratiques pour apprendre à se connaître, se comprendre, s'apprivoiser et devenir un vrai ami pour soi.

▶ Nous verrons enfin comment nous appuyer sur l'auto-amitié pour passer à l'action au quotidien et améliorer ainsi concrètement notre vie et celle de notre entourage.

Pour soutenir vos démarches, sans alourdir la lecture ou allonger inutilement le texte, j'ai mis certains éléments complémentaires à votre disposition sur *www.monmeilleurami.info*. Ce sera indiqué dans le texte par le symbole ⚡. C'est là que vous trouverez notamment des exercices et méditations audio, une version imprimable du « Manifeste de l'amitié avec soi-même » proposé à la fin de ce livre, les références académiques et bibliographiques, des liens vers quelques vidéos mentionnées au fil des pages, et mon blog avec notamment le récit de la véritable aventure que fut l'écriture de ce livre, des interviews et vidéos sur l'auto-amitié.

Enfin, comment lire ce livre ? Comme il vous plaira ! Parmi les personnes qui l'ont relu avant publication, les conseils étaient variés : le lire par étapes, afin de laisser mûrir chaque idée clé, par exemple un chapitre par semaine ; le lire une première fois, puis le relire une seconde fois et passer à la pratique ; le lire et sauter certains passages qui ne vous touchent pas… À vous de choisir…

Il est maintenant temps d'entrer dans la danse…

1 L'amitié avec soi-même, ça change la vie !

« On a deux vies, et la seconde commence quand on se rend compte qu'on n'en a qu'une. » C'est avec cette citation de Confucius que Florence Servan-Schreiber nous accueille dans son livre *Power Patate*. Elle décrit parfaitement ce qui m'est arrivé.

Quand j'ai réalisé cela, j'ai compris que la qualité de ma vie, ce cadeau si improbable et si précieux, dépendait beaucoup plus de moi que je ne le pensais au début de mon existence. Et ça m'a filé la patate ! Laissez-moi vous raconter ça.

La première étape de ma prise de conscience a eu lieu il y a une trentaine d'années. Je suivais un séminaire de gestion du temps donné par un ami, Michel, que je remercie encore. Je souhaitais être plus performant dans mon travail. Mais cette formation a eu un tout autre impact ; ce fut une révélation, un choc. Ce que j'y ai appris, bien au-delà de quelques bons principes d'organisation fort utiles, c'est cette idée qui deviendra fondamentale pour la suite de ma vie : nos décisions façonnent nos vies. Les décisions qu'on prend mais aussi celles qu'on ne prend pas, ou plus exactement qu'on décide, consciemment ou pas, de ne pas prendre. Je parle ici des vraies décisions : celles qu'on met en œuvre, celles qui nous engagent. Ces choix que nous faisons d'agir ou de ne pas agir, au service ou au détriment des priorités que nous aurons définies ou pas, construisent, au fil du temps, ce qui constitue notre quotidien et les fondations de notre vie future. C'est lorsque j'ai compris et intégré cela que j'ai commencé à prendre sérieusement mon avenir en main. J'avais trente ans. Je devenais sculpteur ; sculpteur de ma vie. Je ne me rendais pas encore compte de ce que cela allait impliquer, des obstacles qui allaient se dresser sur la route, obstacles externes, mais aussi internes : mes doutes, défaillances, sabotages…

LE MONDE SE RENVERSE

Puis, il y a eu cette rencontre avec Alexandre, mon premier psy, un neuropsychiatre pour être précis. Une amie me l'avait recommandé car j'avais partagé avec elle les difficultés que je rencontrais. J'avais besoin d'aide. Pas vraiment pour moi (moi, je n'avais évidemment pas de problème). C'était pour ma compagne de l'époque. Car, elle, elle en avait, des problèmes. Et des gros, j'en étais sûr. Déjà en arrivant dans la salle d'attente, j'étais impressionné. Et un peu gêné aussi. J'espérais que personne ne me verrait. Moi, chez un psy…

Par chance, il était très pro, cet Alexandre. Il lui aura fallu moins de quarante minutes pour m'aider à voir que la seule personne sur laquelle je pouvais avoir une réelle influence, c'était moi-même. Grâce à lui, j'ai compris que les solutions aux difficultés que chacun de nous peut rencontrer dépendent beaucoup plus de nous-même que des personnes que nous incriminons. J'ai intégré le fait que je ne peux forcer quelqu'un à changer ; je ne peux que formuler des demandes les plus claires possible et faire mes propres choix en fonction des réponses que l'autre me fera, ou pas... En quarante minutes, ma vision du monde a pivoté de cent quatre-vingts degrés. Une fois encore, je me trouvais confronté à mes propres responsabilités. Et je comprenais un peu mieux qu'en les acceptant, j'accédais en même temps à un complément de pouvoir sur ma vie. Je prenais un peu mieux les commandes de celle-ci. J'étais non seulement sculpteur, mais aussi pilote de ma vie. Et chercheur, pour trouver des réponses à mes questions : qu'est-ce qui m'empêche de faire ce que je veux vraiment faire ? Qu'est-ce qui me pousse à continuer à faire des choses que j'aimerais arrêter de faire ? Qu'est-ce que je veux vraiment ? Qu'est-ce qui coince en moi ? D'où viennent de tels blocages ? Comment arranger ça et progresser ?

Cette quête m'a amené à découvrir des parts de moi que je ne connaissais pas encore, que j'avais oubliées, cachées ou niées. Des parts joyeuses, d'autres plus sombres. Des parts heureuses, d'autres tristes ou très en colère. Des parts vivantes et d'autres blessées, découragées. Je me suis intéressé à la psychologie, au coaching. J'ai lu, lu, lu. J'ai fait de multiples stages de développement personnel, assisté à de formidables conférences. Je me suis fait aider par des psys, des coachs. Je me suis formé à l'ennéagramme, à l'approche neurocognitive et comportementale puis au coaching et à l'Internal Family System. Je me suis intéressé à la communication non violente, à la psychologie positive et à tous ses trésors, à l'audace, à la compassion...

QU'EST-CE QUE JE VAUX VRAIMENT ?

J'ai compris au fil du temps qu'une de mes difficultés majeures était liée à la fragilité de l'estime que j'avais de moi. Je considérais, dans mon for intérieur, que je n'avais que très peu de valeur, pour ne pas dire aucune. J'ai compris que je ne m'appréciais pas, que je ne m'acceptais pas, ce qui m'a conduit pendant des décennies à rechercher auprès des autres une affection que je me refusais, pour tenter de m'apprécier quand même un peu, dès lors que leur regard ou leur parole m'y encourageaient. Pendant de longues années, j'ai consommé une énergie colossale à tenter d'obtenir des autres cette reconnaissance vitale. Dans ma vie professionnelle, j'ai recherché les récompenses, les signes extérieurs de réussite, l'admiration. Dans ma vie amoureuse, j'ai séduit pour être apprécié, aimé. Dans ma vie sociale, j'ai charmé. Autant d'efforts qui m'éloignaient de qui j'étais vraiment, qui m'épuisaient et qui n'avaient aucune chance de m'apporter ce dont j'avais en fait le plus besoin : m'accepter et m'apprécier moi-même tel que je suis vraiment, m'aimer pour ce que je suis et pas pour ce que je fais ou que j'obtiens, m'accorder de la valeur pour qui je suis et pas pour mes réussites, mon apparence ou la valeur que les autres m'accordent, me mettre au service des projets qui m'animent du fond de mon cœur et apporter au monde ce que j'ai envie de lui apporter.

Au fil de ce long parcours, j'ai découvert que la clé de mon apaisement et de mon bonheur consistait simplement à améliorer la relation que j'avais avec moi-même. Pendant des années, j'avais été mon pire ennemi, un tyran, un bourreau qui passait son temps à me critiquer, à m'en demander toujours plus et toujours mieux en vue d'une impossible perfection, à me démolir, à me décourager, à coups de petites phrases intérieures que vous reconnaîtrez peut-être : « Regarde, tu viens de foirer ce job. Tu n'y arriveras jamais. Tu ne mérites pas de réussir. Tu es nul. Pour qui tu te prends ? » J'en entends encore une à l'instant : « Qui es-tu pour oser prendre la parole dans un livre, tu n'y connais rien. »

J'avais besoin d'entrer en amitié avec moi-même, de devenir mon meilleur ami.

UN LONG PARCOURS

Je me suis rendu compte de la difficulté que cela représentait et je ne suis pas encore au bout du parcours ! Mais j'ai tenu le cap. J'ai trouvé progressivement les approches qui me convenaient et le courage de persévérer. Plusieurs auteurs et chercheurs en psychologie ont éclairé ma route, en particulier Paul Gilbert, Kristin Neff, Tal Ben-Shahar, Shawn Achor, Sonia Lyubomirsky, Tania Singer et Mihály Csíkszentmihályi, sans oublier le généreux Ilios Kotsou et ses amis Christophe André, Mathieu Ricard et Thierry Jansen, ainsi que la pétillante Florence Servan-Schreiber et son regretté cousin David. En m'appuyant sur les fruits de leurs recherches, sur leurs conseils, les exercices qu'ils proposaient et que je testais, j'ai pu progressivement m'apprivoiser. J'ai appris à me traiter comme on rêve que le fassent nos meilleurs amis : avec compréhension, affection, tendresse. Cela ne veut pas dire avec complaisance. Je ne suis devenu ni amorphe ni laxiste. Bien au contraire.

C'est cette expérience-là que j'ai eu envie de partager avec vous, en pensant à mes enfants, d'abord, à ma compagne, à nos familles, à nos amis, nos proches. J'ai eu envie que ce message puisse atteindre le plus grand nombre. J'ai l'intime conviction que le jour où chacun de nous entretiendra une belle relation d'auto-amitié et se sentira ainsi plus heureux, plus épanoui, plus juste aussi dans ses choix, le monde ira forcément mieux lui aussi. Car, quand on s'aime, on a envie que cette qualité de relation rayonne autour de nous et bénéficie aux autres. C'est donc avec l'ambition et la modestie d'un remède homéopathique que je vous propose ce livre. Puisse-t-il vous aider à avancer vers le bien-être auquel vous aspirez.

> « *Le secret du changement est de concentrer toute votre énergie, non pas dans une lutte contre le passé, mais sur la construction de la nouveauté* »
> (Socrate).

L'ÂME SŒUR, SANS ERREUR

Avez-vous déjà visité un site de rencontre? Y trouver l'âme sœur est rarement évident. Mais aujourd'hui, vous tenez entre les mains un « livre de rencontre » où l'adéquation de votre âme sœur est garantie à 100 %. En effet, parmi toutes les personnes rencontrées au cours de votre vie, une seule peut réellement contribuer à votre épanouissement et à votre bonheur. C'est vous-même. Vous êtes la personne sur laquelle vous avez, et de loin, le plus de contrôle et d'influence. Vous êtes la personne avec laquelle vous passez le plus de temps, avec laquelle vous parlez le plus, que vous écoutez le plus.

La qualité de cette relation intime joue un rôle essentiel dans votre vie et pour vos relations avec les autres. Elle peut favoriser ou saboter vos projets, vous rapprocher ou vous éloigner de ceux que vous aimez et de vos aspirations, car elle permet d'économiser le temps et l'énergie gaspillés en autocritiques, regrets, remords, ruminations…

Votre meilleur ami, c'est vous.

Certes, il ne sera pas si évident de construire votre relation avec cet ami ou, plus exactement, de la reconstruire car il est probable que vous l'ayez perdu de vue depuis longtemps ou que vous soyez en léger froid. Cela pourrait même être tumultueux, comme lorsqu'on essaie de dompter un animal sauvage.

Mais en suivant les conseils de nombreux chercheurs et auteurs rassemblés dans ce livre, en appliquant avec régularité leurs recommandations, vous lierez une relation à nulle autre pareille, une relation qui vous sera plus profitable que toutes celles que vous avez nouées jusqu'à présent. Une relation garantie à vie, et qui changera la vôtre à jamais. Une relation qui, de plus, profitera à la qualité de celles que vous entretenez ou développerez avec votre entourage.

Mais, me direz-vous, ne suis-je pas en train de vous attirer dans le piège du narcissisme, ou de faire de vous des égoïstes ? N'est-il pas utile ou « normal » de se critiquer ? Si on ne le fait pas, ne sombre-t-on pas dans l'auto-complaisance et le laisser-aller total ? Non. Rappelez-vous les consignes de sécurité dans les avions où chaque passager est invité à mettre son masque à oxygène avant d'aider les autres. Au-delà du « chacun pour soi », en cas de dépressurisation, nous n'avons que 15 secondes pour commencer à respirer dans le masque à oxygène avant de perdre connaissance. Mieux vaut l'avoir mis soi-même pour pouvoir aider ceux qui ne l'auraient pas encore fait…

En rupture avec une bonne partie de ce que véhicule notre culture occidentale, vous verrez, au fil des différents chapitres, comment se développe la relation que nous avons avec nous-même, pourquoi elle est si souvent dure, critique, impitoyable et en quoi cette attitude est contre-productive, stressante, destructrice. Vous comprendrez que cette relation à nous-même colore notre relation aux autres et au monde.

Vous trouverez des informations, des conseils et des démarches concrètes que vous pourrez mettre en œuvre pour améliorer votre relation à vous-même et le cours de votre vie. Le tout sera ponctué de références scientifiques illustrant les fondements de la démarche, car il est probable que certaines de vos croyances se dresseront sur le chemin. Rassuré par ces démonstrations académiques, votre esprit pourra s'assouplir et vous aider à franchir ces obstacles.

Enfin, vous comprendrez que le meilleur conseiller que vous puissiez trouver, le meilleur expert de vous-même, c'est vous, dès lors que vous vous mettez en condition de vous écouter avec calme, attention et bienveillance. Le seul gourou de votre vie, c'est vous !

QUELQUES REMARQUES ET CONSEILS PRATIQUES, AVANT D'ENTRER DANS LE SUJET

Ne cherchez pas le changement, c'est lui qui viendra à vous

En améliorant votre « auto-amitié », vous entreprenez une transformation importante. Mais, paradoxalement, si vous cherchez à la développer pour devenir différent de ce que vous êtes, alors vous créez les conditions de l'échec. Car il ne s'agit pas ici d'une démarche qui vise à vous transformer pour vous rendre « aimable » afin que vous puissiez enfin commencer à vous aimer. Non, il s'agit d'apprendre à vous découvrir, à vous connaître tel que vous êtes, et de vous accueillir, de vous apprécier et de vous aimer pour ce que vous êtes. La transformation n'est pas le but du parcours ; elle en est une résultante.

Passez tout de suite à l'action

Comprendre ne suffit pas. Rien ne changera dans votre vie si vous n'y changez pas vous-même quelque chose ! Si vous avez envie d'apprendre à bien vous traiter, commencez à bien vous traiter ! Imaginez que vous vouliez apprendre à nager. Pensez-vous qu'après avoir lu une vingtaine de livres sur la natation, vous pourriez vous jeter à l'eau et nager en sécurité ? Le changement vient de l'action. Ce livre vous invite à entreprendre des démarches concrètes. Je vous invite chaudement à oser faire ces petits pas qui font la différence. Prenez le temps nécessaire pour vous. C'est un investissement à haut rendement !

> « La véritable satisfaction devant la vie ne provient pas du fait de devenir riche ou mince mais du sentiment profond de se sentir bien avec soi-même »
>
> (Mihály Csíkszentmihályi).

Dépassez vos résistances en jardinant votre esprit

Il est très probable que, comme ce le fut pour moi, vous puissiez avoir des réticences à l'idée même de vouloir vous aimer. Pour certains, ça pourrait être « un truc de Bisounours » ou honteux (rougissez-vous rien qu'à cette idée ?). Pour d'autres, c'est interdit (ne soyons pas égoïstes – il faut aimer les autres, pas soi-même). Pour d'autres encore, c'est ridicule (c'est pour les midinettes ou les paumés) ou inutile (pas de temps à perdre). Notre esprit est comme un jardin dont une partie a été laissée en friche. Parmi les plantes qui y ont poussé, il y a des arbres fruitiers, des fleurs, des légumes, des herbes aromatiques, mais aussi des ronces, des plantes cannibales, des arbustes à baies mortelles. Considérez ce livre comme un traité de jardinage. La première étape consiste à créer une ouverture dans le jardin de votre esprit, un petit espace dégagé, et à y planter une semence de curiosité. Au fil des pages et des pratiques auxquelles je vous invite, vous l'arroserez, vous retirerez les mauvaises herbes et les parasites qui risqueraient de lui nuire, vous ajouterez les engrais et nutriments nécessaires. La nature fera le reste.

Acceptez d'avancer dans l'imperfection

Je n'ai pas la possibilité, ici, de vous conter l'histoire du livre que vous tenez entre les mains (mais vous pourrez la lire sur mon blog car je commencerai à la rédiger après avoir terminé la rédaction de ces pages). Or elle illustre assez bien une stratégie d'innovation issue du monde des start-up : celle du *minimum viable product*. En bref, l'idée consiste à élaborer une version minimale et imparfaite de ce que l'on veut lancer, et de la mettre très vite entre les mains du public pour voir comment il réagit. Si je ne m'étais pas traité de la sorte, en avançant par tâtonnement, dans une dynamique d'essais et d'erreurs, si je n'avais pas osé m'exposer très tôt à l'opinion de mes proches et de mes amis d'abord, puis de cercles plus larges ensuite, je me serais arrêté très vite. Je n'aurais pu mener ce projet à bien. Le produit minimum viable dont nous parlons ici est votre auto-amitié. N'attendez pas d'avoir tout lu et compris pour passer à l'action et entrer en amitié avec vous. Commencez tout de suite à devenir un bon ami pour vous !

Faites confiance à l'effet Pygmalion

Rosenthal et Jacobson, deux chercheurs en psychologie, ont réalisé une étude devenue célèbre grâce au livre qu'ils lui ont consacré, *Pygmalion à l'école*. En début d'année scolaire, ils ont fait croire à des instituteurs d'école élémentaire que leurs élèves avaient passé un test conçu par l'université d'Harvard. Ils leur ont indiqué quelques élèves qui, d'après les résultats, semblaient « prometteurs ». En fait, ces élèves avaient été simplement tirés au sort. Les chercheurs devaient garder pour eux cette information et étaient invités à ne pas changer d'attitude vis-à-vis de ces enfants. Par cette expérience, les chercheurs souhaitaient déterminer dans quelle mesure les attentes qu'avaient les instituteurs produisaient un changement dans les résultats obtenus par ces élèves. Et, comme vous vous en doutez, les élèves soi-disant identifiés comme prometteurs obtinrent des résultats supérieurs.

« Dès que les professeurs commencèrent à le traiter en bon élève, il le devint véritablement : pour que les gens méritent notre confiance, il faut commencer par la leur donner »
(Marcel Pagnol).

Alors je vous invite à vous considérer vous-même, dès à présent, comme un bon praticien d'auto-amitié. Vous avez tout en vous pour y parvenir. Autorisez-vous dès maintenant à progresser et le reste se fera presque tout seul.

Vous verrez : nouer une profonde amitié avec soi, ça change la vie !

2   Qui aime bien châtie bien. Vraiment ?

« Zut, quel imbécile j'ai été. »

« J'aurais jamais dû lui dire ça. »

« Quelle gueule je me paie aujourd'hui ! »

« Je suis trop nul. »

Voici un court aperçu de quelques « gentils » petits messages personnels que je m'adresse encore régulièrement. Comme le disait une de mes amies : « Avec des amis comme ça, on n'a plus besoin d'ennemis ! » C'est tellement vrai.

Un jour, un autre psy m'a fait prendre conscience de ces voix intérieures et de leur effet dévastateur sur mon moral, mes motivations, mon courage... Puis, il m'a interrogé sur ce que *mon meilleur ami* me dirait dans les mêmes circonstances. En pratique, il m'a demandé de penser à un ami très cher, existant ou imaginaire. Quelqu'un qui aurait toutes les qualités de l'amitié, la bienveillance, l'ouverture d'esprit, la rigueur aussi car, comme il me l'a rappelé d'entrée de jeu, un vrai ami ne nous dit pas les choses que nous avons envie d'entendre à propos de nous-même, mais les choses dont il pense que nous avons le plus besoin.

PRENDRE CONSCIENCE
DE NOS DIALOGUES INTÉRIEURS

Me prêtant à l'exercice auquel il m'invitait, j'ai été très surpris d'entendre, de ma propre voix, plusieurs phrases empreintes de sagesse : « Si tu n'acceptes pas de te tromper de temps en temps, si tu refuses la possibilité de l'échec, tu n'as aucune chance de réussir. » « C'est normal et humain de dire des choses inappropriées. C'est ne jamais en dire qui serait anormal. »

Et c'est vrai que ces petites phrases-là, elles me faisaient du bien. Elles m'ont aidé à prendre de la hauteur, à relativiser les choses, à accepter « la perfection de mon imperfection », condition clé de mon humanité intérieure.

Depuis, c'est devenu un réflexe salvateur : dans les inévitables moments difficiles que je peux rencontrer, je me demande ce que me dirait mon meilleur ami. Et, à chaque fois, ces pensées me réconfortent, m'éclairent, me calment. Mais je vous l'avoue tout de suite, il y a des fois où je ne parviens pas à arrêter la machine infernale. Je suis toujours un humain comme les autres.

Comment nos dialogues intérieurs nous influencent-ils et comment les faire évoluer ? Voyons d'abord comment cela se passe dans la vie courante.

Marie

Marie est conseillère chez Doggy Home, un magasin d'accessoires et alimentation pour animaux. Depuis son enfance, elle les adore. Elle vit avec Bernard, kinésithérapeute. À 38 ans, elle n'a pas encore d'enfant. Elle en rêve mais Bernard a déjà un fils d'un premier mariage, qui passe cinq jours par quinzaine avec eux ; il ne souhaite pas en avoir d'autres. Malgré l'insistance de Marie, celui-ci n'est toujours pas divorcé (ça pourrait lui coûter cher et il sait compter). Il ne souhaite pas se remarier, autre déception pour Marie. Elle le soupçonne d'entretenir des liaisons avec d'autres femmes mais quand elle soulève le sujet, Bernard se fâche, hurle et la culpabilise en lui reprochant son manque de confiance. Les amies de Marie ont beau lui dire que Bernard est un habile manipulateur, elle pense que c'est son attitude à elle qui est en cause. Elle n'est pas assez douce, serviable, aimante, compréhensive, confiante... Elle n'est pas à la hauteur, d'autant qu'elle se trouve moche physiquement. « Lui est tellement formidable ! » Jamais elle ne retrouvera quelqu'un d'aussi bien que lui. Elle a peur de le perdre. Elle ne veut pas finir sa vie célibataire. Comment pourrait-elle d'ailleurs s'en sortir seule ? Qui voudrait d'une femme comme elle ? Elle « sait » bien que, malgré ses multiples tentatives de régime, ses fesses sont trop généreuses, ses seins trop petits (Bernard le lui rappelle souvent), son regard de chien battu lui donne un air stupide (depuis qu'un de ses copains le lui a dit, Marie est même persuadée de l'être)... Alors elle se résigne. Elle en a l'habitude. Déjà, avec son père, c'était comme ça. Il fallait lui obéir, sinon gare...

Max

Max a 44 ans. Grand, bien bâti, sportif, il arbore un large sourire sur un visage hâlé en été comme en hiver. Il donne une impression de force, de puissance, d'invincibilité. Max pourrait être le type parfait qui réussit tout. Il est commercial (*key account manager*) dans un groupe pétrolier. Il négocie des contrats sur des grands volumes avec des collectivités locales. Il vit depuis vingt-deux ans avec Sylvie, architecte d'intérieur ; ils ont deux enfants. Tout allait relativement bien jusqu'à l'année passée. Son couple tenait bien la route malgré un petit accroc à mi-chemin (une aventure pendant quelques semaines avec l'assistante d'un de ses clients, vite oubliée). Sa fille Margaux, 18 ans, a bien réussi son BAC et entame des études de médecine. Mathieu, son fils de 15 ans, a plus de difficultés avec l'école et l'autorité en général. Sa consommation de cannabis n'arrange pas les choses et il semble se refermer sur lui-même, ce qui inquiète Sylvie. Max dit que ça passera avec l'âge. En fait, il ne sait pas très bien comment réagir et, du coup, nie la situation.

Alors qu'il était champion de l'équipe commerciale depuis huit ans, Max voit ses chiffres diminuer ; il a perdu sa place de n° 1. Tout a commencé par un contrat perdu au profit du concurrent direct de son groupe, mais récupéré *in extremis…* par un membre de sa propre équipe. Un jeune qui, après avoir analysé le profil du client sur Internet, a trouvé une relation commune sur laquelle il s'est appuyé avec succès. Max a l'impression que, ce jour-là, sa vie a commencé à basculer. Il s'est surpris à douter, lui dont tout le monde enviait l'assurance. Alors il est allé boire un verre avec quelques amis, ils ont fait la fête jusqu'à tard le soir. Et il a remis ça plusieurs fois. Ça lui fait du bien de tout oublier, de penser à autre chose. Il rêve de tout plaquer, de s'acheter un bateau et de partir loin. Du coup, il est moins performant. Ses résultats s'en ressentent. Et Sylvie lui en veut. Elle lui dit qu'il fuit, qu'il devient plus sombre, qu'elle le sent absent même lorsqu'il est là. Elle lui demande de se reprendre en main, de recommencer le vélo comme il le pratiquait jusqu'à il y a peu. Sinon… sinon… Et les enfants font bloc avec leur mère. Alors Max va voir ses copains et il s'amuse, tournée après tournée. Il rêve de voilier et se rassure en courtisant une charmante brunette de seize ans sa cadette à qui il semble plaire. Il pense « avoir une ouverture… ».

Cécile

À 29 ans, Cécile a déjà un joli parcours sans faute derrière elle. Cette jolie Niçoise aux cheveux noirs est plutôt sympathique, toujours élégante. Son visage souriant donne envie de la connaître, de passer du temps avec elle. Après de brillantes études en relations internationales, elle a été engagée par la multinationale où elle avait réalisé son stage de fin d'étude. Elle y travaille depuis quatre ans maintenant et est devenue l'assistante personnelle du vice-président marketing. Son rôle : organiser des réunions internationales dans de grandes villes comme Singapour, Miami, Londres, Cannes, São Paulo ; elle adore ça. Elle le fait très bien d'ailleurs, grâce à sa maîtrise des langues (espagnol et anglais) et son patron est très content d'elle. Il la paie bien et elle a reçu un sympathique bonus à la fin de l'année dernière. Les bonnes choses arrivant rarement seules, ce bonus s'est accompagné, par hasard, d'une belle rencontre avec Chris, un Mexicain, *golden boy* qui travaille comme conseiller pour une société, leader mondial de l'audit. Chris est un type sérieux, sur lequel elle sent qu'elle peut s'appuyer. Il aimerait avoir des enfants. Elle aussi, mais plus tard. Cécile prend bien soin d'elle, elle mange sainement ; même pendant ses voyages, elle fait du sport, mène une vie saine et étonnamment équilibrée compte tenu des impératifs de son travail.

Bref, tout va bien… si ce n'est qu'au fond d'elle, Cécile ressent un malaise. Quelque chose de pas clair, qui la démange. Cette vie quasi parfaite (boulot intéressant, finances et santé au beau fixe, relation amoureuse solide…) ne la satisfait pas. Elle se sent coupable de cette facilité, de ce confort, alors que d'autres vivent tant de souffrances. Elle aimerait se rendre plus utile, tout lâcher, voyager, mais aussi vivre plus d'aventures, d'imprévus, faire des choses qui fassent sens pour elle. Peut-être simplement une année sabbatique avec Chris pour y voir clair. Lorsqu'elle lui en a parlé, il y a quelques mois, il l'a écoutée avec attention, bienveillance, puis il l'a « raisonnée » : leur vie est sur des rails, il serait stupide de lâcher des jobs aussi agréables, enviés et bien payés pour l'inconnu. Ce n'est plus de leur âge. Se marier, avoir des enfants, acheter une maison ensemble, investir… Voilà ce qui manque à Cécile. Dans un premier temps, elle s'est rangée à cet avis très sage, confirmé par ses parents et ceux de Chris. Mais ça a continué à la démanger. Elle lui en reparle peu car, quand elle le fait, ça se passe mal. La dernière fois, après l'avoir écoutée, Chris lui a dit tout le mal qu'il pensait de cette « idée stupide », les doutes que ça créait pour l'avenir de leur relation… Du coup, Cécile s'est fâchée et est partie chez une copine ; elle n'a plus parlé à Chris pendant une semaine. Mais elle s'en veut et se pose plein de questions sur elle-même. Elle culpabilise de penser « autrement ». Qu'est-ce qui cloche en elle ? Pourquoi prend-elle le risque de saboter sa vie ? Quel est son « bug » ? Elle perd un peu de son entrain au travail, se prend la tête avec certains collègues, ce que son patron lui a déjà reproché. Elle discute longuement avec ses amies. L'une d'elles lui a suggéré d'aller voir « quelqu'un ». L'idée lui plaît car ça l'aiderait à « se soigner », mais Cécile ne se sent pas prête pour ça. Alors elle poursuit sa vie parfaite…

facilitée par quelques calmants légers prescrits par son médecin traitant, pour diminuer sa colère.

Marie, Max, Cécile, trois personnes dont la vie ne se passe pas comme ils le souhaitent. Chacun pense qu'il est le seul dans son cas. Marie, seule à ne pas être suffisamment bien pour être aimée ; Max, seul à être incapable de sortir du lot ; Cécile, seule à avoir la folie d'envisager une vie différente de la normale… Autant de pensées qui sont souvent inconscientes mais qui colorent leurs réactions émotionnelles : Marie se soumet ; Cécile se bat ; Max s'échappe…

> « *L'autocritique est la maladie de notre monde contemporain* »
> (Tara Brach).

À L'ÉCOUTE DES DIALOGUES INTÉRIEURS

Nous avons quasiment tous, en permanence, des dialogues intérieurs. Nous nous parlons et nous nous écoutons. Hergé, le créateur de Tintin, les met en scène de manière amusante. Lorsque Milou se trouve devant un dilemme, deux petits Milou apparaissent autour de sa tête. L'un est un Milou-ange, l'autre un Milou-démon. Ils lui susurrent des idées à l'oreille : « Fais-le, comme ça… » ou « Ne le fais pas, parce que… ».

Lorsque ces dialogues prennent trop de place, nous pouvons basculer dans des déséquilibres mentaux, comme ce qui arrive avec les « ruminations mentales » : une idée désagréable tourne en boucle dans notre tête, captant une grosse partie de notre attention et de nos capacités mentales.

Si nous sommes coupés de ces dialogues intérieurs, par contre, l'effet peut être pire car nous pouvons perdre la représentation que nous avons de nous-mêmes. Il semble que nous ayons en moyenne 3 000 pensées par heure. Ces pensées sont soutenues par le langage, par des mots, même si les neuropsychologues estiment qu'il existe aussi des pensées hors langage. Ce sont ces paroles incessantes dans notre tête qui nous aident à nous faire une idée de nous-mêmes : « Je suis capable de faire ça ou j'en suis incapable ; je suis une bonne personne, je suis passable ou je suis mauvais ; je suis beau, je suis insignifiant ou je suis laid… »

Revenons à Marie, Cécile et Max. Pour comprendre ce qui leur arrive, il serait intéressant de pouvoir écouter leurs dialogues intérieurs. Voici sans doute à quoi ils ressembleraient. Dans la tête de Marie : « Mais pour qui te prends-tu pour oser lui demander ça ? Sois déjà très contente avec ce que tu as ! Ça te vient d'où cette prétention de croire que tu mériterais mieux ? Et d'abord, t'es-tu bien regardée ? Tu as vu comme tu es moche ? Assure-toi de mieux t'occuper de lui pour avoir une chance qu'il te garde. Mais regarde-toi : tu es laide, stupide, juste bonne à t'occuper d'animaux. Reste bien tranquille, ferme-la et fais ce qu'il te dit… »

Sympathique, n'est-ce pas ? Qui d'entre nous aimerait entendre cela ? Comment de telles paroles peuvent-elles nous mettre en confiance, nous donner du courage, nous motiver à progresser ? Et pourtant, nous nous parlons régulièrement comme ça. Peut-être pas avec le niveau d'agressivité que Marie a envers elle-même, mais probablement avec le même type de tonalité.

Les dialogues intérieurs de Cécile sont sans doute différents, sur le plan de la forme au moins : « Mais ça ne va pas la tête ou quoi ? Qu'est-ce qui te prend ? Tu veux foutre ta vie en l'air ? Et celle de Chris et de tes parents ? Tu ne les aimes pas ; sinon tu les écouterais. D'ailleurs, tu n'aimes personne d'autre que toi. Tu es une égoïste. Et une folle aussi, pour oser envisager de tout gâcher. Oublie ça tout de suite, calme-toi et reprends ta vie normale. Au passage, fais-toi soigner ! Tu n'as pas honte de te fâcher comme ça contre lui ? »

Quant à Max : « Tu sais bien que tu ne vaux rien. Tu as pu faire semblant pendant quelques années, mais maintenant ton vrai visage est découvert. Tout le monde voit ton imposture. Tu n'es pas assez intelligent pour réussir vraiment. Juste un peu malin pour faire illusion pendant quelque temps. Je te l'ai toujours dit : un jour, tout le monde verra que tu n'as pas ta place ici. Tu n'es pas à la hauteur. Tu ne l'as jamais été et tu ne le seras jamais. »

Et en vous, comment cela se passe-t-il ? Que vous disent les petites voix intérieures ? Sont-elles aussi « charmantes » que celles de Max, Cécile ou Marie ? dans un registre similaire mais avec des mots différents ? avec plus ou moins d'intensité ? Ou s'agit-il des mots que prononcerait un vrai ami, empreints de gentillesse, de compréhension et de bienveillance ?

IMAGINONS LES PAROLES D'UN AMI

Si Marie était votre meilleure amie, que lui diriez-vous ? Ne serait-ce pas quelque chose comme : « Marie, je suis triste de te voir dans cet état ; je te vois t'éteindre alors que je t'ai connue brillante, pétillante. Ne te laisse pas faire. Tu es une femme formidable et une belle personne. Tu as des qualités de courage, de générosité, de tendresse, de compréhension que j'adore et admire. Personne ne te respectera plus que tu ne te respectes toi-même. Alors, écoute-toi et fais-toi confiance. Pose tes conditions à Bernard, des conditions honnêtes et équitables. Soit il s'engage vraiment avec toi et il accepte de te respecter, soit tu le quittes. Tu as tout ce qu'il faut en toi pour t'en tirer seule. Et tu es tellement plus belle que ce que tu penses. Avec toutes tes qualités, je suis sûre que tu pourras rencontrer quelqu'un qui t'appréciera pour qui tu es, qui t'aimera et te respectera. »

Étonnamment, Marie serait capable de parler de cette manière à sa meilleure amie si c'était cette dernière qui vivait ses difficultés. Alors, pourquoi ne le fait-elle pas envers elle-même ? Et, de manière générale, pourquoi nous traitons-nous de façon si critique, voire cruelle, alors que nous parlons si différemment à nos amis ?

Pour comprendre ce phénomène, plusieurs raisons peuvent être invoquées.

POURQUOI NOUS AUTOCRITIQUONS-NOUS ?

La première manière d'expliquer ce phénomène nous vient de la psychologie évolutionniste. Patrick Collignon, auteur et coach, la raconte avec cette histoire impliquant deux de nos ancêtres australopithèques.

Le premier est d'une nature plutôt poétique et optimiste. Sorti de sa caverne en ce beau jour ensoleillé, il se promène confiant et chantonnant dans la jungle verdoyante. Il fait délicieusement bon. Une brise fraîche lui caresse le visage, faisant virevolter ses poils, une sensation qu'il adore. Une fleur attire son attention. Il admire son magnifique dégradé de tons rosés et fuchsia ; il se sent heureux et rêve à cette belle et désirable jeune créature entraperçue près de la rivière. Il pense à l'effet qu'il va lui faire car il se sent beau, désirable... Et c'est juste après ce moment d'extase que le tigre à dents de sabre arrive silencieusement et le croque.

Le second australopithèque est méfiant de nature. Déjà dans le passé, suite à un moment d'inattention, il a failli se faire mordre par un serpent hautement venimeux. Alors, il a appris la vigilance pour anticiper tout danger. Il se méfie de tout et de tous, à commencer de lui-même. En cas de distraction, il se reprend rapidement : « Fais attention, imbécile, tu vas te faire croquer. » Sauvé par sa méfiance et sa vigilance, il a pu assurer sa descendance et notre existence.

DE L'IMPORTANCE D'ÊTRE MIEUX QUE LES AUTRES

Une deuxième explication vient de notre culture occidentale, très compétitive : pour s'estimer être « quelqu'un de bien », il faut être ou se sentir au-dessus de la moyenne. Mais comment fait-on lorsque tout le monde veut être au-dessus de cette moyenne, tout le temps et en toute matière ? On se compare en permanence aux autres, on essaie de faire mieux qu'eux ou qu'ils fassent moins bien que nous ; et on se critique lorsqu'on n'y arrive pas, ce qui forcément arrive souvent. On peut aussi tenter de gonfler notre plumage, pour paraître plus beau, fort, riche, brillant ou puissant que ce qu'on pense être vraiment. Nous avons alors l'impression de parvenir à leurrer les autres pendant un certain temps.

Mais, tôt ou tard, on craque. On abdique. « Si je ne peux être au-dessus de la moyenne, alors j'abandonne, je vais me cacher, je me soumets… »

Cette culture de la performance nous a souvent été inculquée par nos parents et nos enseignants. Animés de très bonnes intentions, ils souhaitaient nous aider à « sortir du lot », à être des gens « bien » et pas « médiocres » (sous-entendu, au-dessus de la moyenne et pas en dessous). Et pour nous éduquer dans cette voie, ils ont manié avec aisance la carotte mais surtout le bâton. En particulier, le bâton des mots. « Si tu continues comme ça, tu finiras clochard (quand nos évaluations à l'école sont insuffisantes à leur goût). Ce que tu as dessiné, écrit, dit… ne ressemble à rien, recommence ! (pour nous encourager bien sûr). Mais qu'est-ce que tu es horrible comme ça, va te changer ! (quand on ne s'habille pas comme ils l'aimeraient). Mais tu n'as donc rien dans la tête ? (quand on entreprend quelque chose qui n'est pas de leur goût). » Le rejet est une des pires blessures que nous puissions ressentir, *a fortiori* de la part de nos parents. Nous avons dès lors cherché à éviter ces remarques et, pour cela, nous avons internalisé les critiques. Autant nous les faire nous-mêmes avant que d'autres ne les fassent. Ainsi, nous minimisons le risque d'être rejetés. Notre autocritique est en place.

L'AUTOCRITIQUE, ÇA MARCHE

La dernière explication, c'est que cette autocritique… fonctionne ! Au moins à court terme. Redoutant, en cas d'échec, nos propres critiques, nous y trouvons une motivation d'agir. Comme l'âne, nous avançons par crainte du bâton, par peur de ces remontrances. C'est efficace, mais pas très longtemps. Car cette peur entraîne de nombreux inconvénients, à commencer par un fond d'anxiété omniprésent. D'autres conséquences possibles sont la procrastination devant un travail difficile, l'angoisse à l'idée de prendre la parole en public (une des principales craintes dans notre société occidentale) ou la perte de nos moyens comme l'incapacité à se concentrer, la mémoire qui flanche, les auto-sabotages…

À L'ÉCOUTE DE VOS DIALOGUES INTÉRIEURS

Prenez un moment pour écouter vos dialogues intérieurs. Visualisez une situation où vous ne vous sentez pas à la hauteur. En ce moment même, à quoi ressemblent ces dialogues intérieurs ? Sont-ils aimables ou plutôt critiques, voire sarcastiques ? Prenez quelques notes au vol. Qu'est-ce qui se dit en vous ?

....

....

....

Comment vous sentez-vous lorsque vous relisez ces mots ?

....

....

....

Si vous êtes comme la majorité des gens, vous pourriez ressentir quelque chose comme de l'abattement, de la tristesse, de la culpabilité ou même de la colère et de l'injustice face à ces jugements cruels. Autant d'émotions qui, à la longue, ne nous font pas du bien.

QUE SE PASSERAIT-IL SI JE NE ME CRITIQUAIS PAS ?

La plupart des gens pensent que s'ils arrêtent de se critiquer, ils vont sombrer dans l'apitoiement, ou le laxisme.

Ces croyances sont erronées. Cultiver à notre propre égard (comme à l'égard des autres) de la compassion, de la bienveillance et une vraie relation d'amitié contribue à notre épanouissement et à nos progrès de manière plus efficace que la critique sévère. La science nous confirme, avec sa rigueur, ce dont vous pouvez vous rendre compte en réfléchissant à la situation suivante.

Vous avez des jumeaux. Âgés de 11 mois, ils montrent leur envie d'apprendre à marcher. Parce que vous doutez de ce que je viens d'écrire, vous demandez à votre conjoint d'apprendre à marcher à l'un d'eux, avec la consigne de l'encourager positivement. Chaque fois qu'il fera ne fût-ce qu'un pas, ce seront applaudissements, sourires et célébrations : « Bravo ! Tu as fait un pas, belle tentative. Tu es tombé ? C'est normal qu'on ne réussisse pas du premier coup quand on apprend quelque chose de neuf ; moi, j'ai dû sans doute essayer des centaines de fois avant d'y parvenir. Et c'est la même chose pour tous les humains. Recommence, j'ai confiance en toi. Tôt ou tard, je crois que tu peux y parvenir. Il est juste question d'apprendre, à chaque pas, ce qui marche et ce qui ne marche pas pour toi. »

De votre côté, vous vous chargez de l'apprentissage de l'autre jumeau. Vous l'invitez à marcher, mais vos consignes sont différentes. Lorsque, comme son frère, il fait fièrement un premier pas et tombe, vous le sermonnez en lui rappelant que vous lui demandez de marcher. Il vous regarde d'un air un peu surpris, puis recommence et tombe à nouveau. Vous lui dites qu'il est nul, que ce n'est quand même pas compliqué de marcher, vous lui remontrez comment faire. Un peu paniqué, il tente une troisième fois et tombe à nouveau. Là, vous vous énervez, vous le traitez de tous les noms, vous lui dites que, comme ça, il n'y arrivera jamais, qu'il n'a qu'à passer sa vie à quatre pattes, qu'il ne mérite pas mieux…

À votre avis, lequel des deux apprendra à marcher le plus rapidement ? Lequel aura la meilleure image de lui-même, la plus grande confiance en son potentiel ? Lequel se sentira le plus heureux ? La réponse vous semble évidente, n'est-ce pas ?

Maintenant, pensez à votre vie actuelle. Parmi les deux types d'injonction ci-dessus, lequel privilégiez-vous d'habitude ? Pourquoi leur effet sur vous, devenu adulte, pourrait-il être différent ? Qu'est-ce que cette réflexion pourrait vous amener à reconsidérer ? Pensez-vous toujours qu'être bienveillant avec vous-même vous empêcherait d'atteindre vos objectifs ?

LA BIENVEILLANCE N'EST PAS DE L'AUTO-COMPLAISANCE

L'auto-complaisance nous invite à accepter avec laxisme ou résignation une situation qui peut ne pas nous convenir. *A contrario,* la bienveillance et la compassion sont orientées vers l'action en vue de sortir de la souffrance et d'avancer vers le bien-être. « Je veille à ce que tu ailles bien. » Elles visent à nous faire du bien et, dès lors, cherchent ce qui est bon pour nous, pour que nous soyons en bonne santé physique et mentale, pour que nous nous sentions heureux. Elles représentent donc une source de motivation aussi saine que solide.

En nous autorisant plus de compréhension face à nos échecs (inévitables et même souhaitables lorsqu'on tente de progresser), à être plus aimables avec nous-mêmes, bienveillants à l'égard de notre naturelle imperfection, l'auto-compassion contribue à créer des conditions favorables au succès et à la confiance que nous avons en notre capacité de réussite. Au contraire, lorsque nous nous critiquons (souvent vertement), nous dégradons cette confiance.

> **《** *Je propose d'ajouter à notre code moral une nouvelle règle que nous appelons Règle de platine: "Ne vous faites pas ce que vous ne feriez pas aux autres"* **》**
> (Tal Ben-Shahar).

CHANGER LE REGARD QUE NOUS PORTONS SUR LA RÉUSSITE

Un de mes livres de chevet est *Le Zen dans l'art chevaleresque du tir à l'arc.* Eugen Herrigel, son auteur, philosophe allemand, raconte son parcours à la découverte de la philosophie zen qui ne peut être réellement comprise que par la pratique. Ayant choisi le *kyūdō* (art japonais du tir à l'arc) pour s'en approcher, il va apprendre, à ses dépens d'abord, l'importance d'oublier son objectif (envoyer la flèche dans la cible située à bonne distance) pour pouvoir consacrer toute son attention à l'acquisition des compétences, postures et ressources physiques indispensable à cet exploit. Dès lors qu'il commencera à maîtriser cet art martial, il parviendra à expédier la flèche au bon endroit, sans même plus devoir y penser.

À la lecture de ce livre, je me suis rendu compte que lorsque mon esprit « veut » atteindre un objectif, ma volonté s'accompagne immanquablement de la peur d'échouer. Je ne cherche pas à réussir, je cherche à ne pas rater. En lâchant mon désir de résultat, je peux me consacrer pleinement à la maîtrise progressive d'une technique, d'une discipline, d'un savoir-faire ; je peux prendre pleinement conscience de mes mouvements, de ma respiration, de mon attitude... Je ne regarde mes résultats intermédiaires qu'après coup, pour comprendre ce qui va bien, ce qui peut encore être amélioré ; je décide d'avoir confiance dans le fait que, lorsque ces conditions seront réunies, le bon résultat sera au rendez-vous. Comme le dit Viktor Frankl[1] :

> *« Ne visez pas le succès car on ne peut pas poursuivre le succès, pas plus qu'on ne peut poursuivre le bonheur. Ils ne sont que des effets secondaires du dévouement que l'on manifeste pour une cause plus que pour soi-même ou qu'une autre personne. Le bonheur, comme le succès, arrive quand on ne s'y attend pas. Écoutez ce que votre conscience vous dicte et agissez au meilleur de votre connaissance. Alors vous verrez qu'à la longue, le succès vous viendra précisément parce que vous n'y pensiez pas. »*

UNE QUESTION D'ÉTAT D'ESPRIT

Les recherches de Carol Dweck permettent de mieux comprendre cette idée. Ce professeur de psychologie sociale à Harvard a étudié pendant des décennies les liens entre les succès remarquables et les différentes formes de motivation. Elle considère comme facteur déterminant l'état

---

1. V. Frankl, *Découvrir un sens à sa vie avec la logothérapie*. De manière générale, cet ouvrage et la majorité de ceux cités dans ces pages sont référencés dans la bibliographie, en fin de livre.

d'esprit qui nous anime. Pour elle, la différence vient du fait qu'on soit plutôt animé par l'apprentissage ou par la performance. Dans le premier cas, elle parle d'un état d'esprit de croissance : la réussite est le fruit de nos apprentissages, de notre persévérance. Dans le second, elle parle d'un état d'esprit fixe : la réussite est le fruit d'une capacité innée.

Ces systèmes de croyances organisent notre vision du monde et orientent le sens que nous donnons à nos expériences. Ces états d'esprit, ces pensées que nous avons à propos de nous-mêmes, ces « théories de soi » construites au fil du temps, vont créer des mondes différents qui vont nous amener à penser, ressentir et agir différemment dans des situations identiques.

Selon les travaux de Dweck, on peut déduire le comportement d'une personne, et plus particulièrement sa relation à l'échec, en fonction de son état d'esprit. Pour les individus à l'état d'esprit fixe, échouer constitue une remise en cause de leurs capacités présumées de base (« Si j'échoue, mes qualités sont remises en question »), alors que, à l'image de notre archer zen, les individus avec un état d'esprit de croissance se soucient peu de l'échec car ils ont conscience que leur performance peut être améliorée (« Je vois comment je pourrai faire mieux une prochaine fois ! »). Ils privilégient l'apprentissage permanent plutôt que le résultat de leurs efforts.

La psychologue américaine Amy Cuddy avait perdu des capacités cérébrales dans un accident, pourtant ses travaux sont aujourd'hui internationalement reconnus... J.K., créatrice d'Harry Potter dont nous connaissons tous le succès, s'est appuyée avec courage sur la dizaine de refus d'éditeurs pour toujours s'améliorer. Mon ami Stéphane de Groodt, un modèle de persévérance, a repris à son compte cette jolie formule : « Il m'a fallu vingt ans pour devenir connu du jour au lendemain. » Chaque personne qui s'adonne régulièrement à une discipline avec une méthode correcte progresse. La liste des personnes ayant réussi est longue et quasi toutes ont un point commun : elles ont su persévérer face à l'adversité et aux échecs, en cultivant un état d'esprit d'apprentissage.

LA RÉSIGNATION APPRISE

Une autre croyance peut nous être très préjudiciable. Mise en évidence par Martin Seligman, chercheur et fondateur de la psychologie positive, il l'a baptisée la « résignation apprise ». Ce mécanisme mental a d'abord été étudié sur des animaux. Plus récemment, un professeur l'a démontré à des fins pédagogiques à ses élèves, avec l'expérience suivante. Les élèves, de niveaux assez homogènes, sont répartis dans une classe. Le professeur leur annonce un contrôle et distribue sur leurs bureaux la feuille d'énoncé, face cachée. Trois exercices seront à faire, ce sont des anagrammes : partant de chaque mot indiqué, les élèves doivent trouver un autre mot comportant exactement les mêmes lettres, mais dans un ordre différent. Le professeur leur demande de lever le bras à chaque fois qu'ils auront fini un exercice et d'attendre son signal avant de passer au suivant. Puis il les invite à retourner la feuille et à faire le premier exercice. Après une trentaine de secondes, à peu près la moitié de la classe lève la main. Ce sont quasiment tous ceux qui sont situés du côté droit de la salle de cours. Le professeur attend un peu, puis il invite tous les élèves à passer au deuxième exercice. Étonnamment, ce sont les mêmes élèves qui lèvent le bras. Après une nouvelle attente, il demande de passer à la troisième anagramme. Et là, le résultat est presque identique : seuls quelques élèves du côté gauche parviennent à trouver la bonne réponse. Que s'est-il passé ?

En fait, le professeur a distribué des feuilles d'énoncé différentes à chaque côté. À droite, les deux premières anagrammes étaient relativement faciles à trouver. À gauche, elles étaient tout simplement impossibles. En revanche, le troisième exercice était identique de chaque côté et tout à fait accessible.

Si les élèves de droite n'ont pas eu de difficulté à le résoudre, ceux de gauche, dont le niveau était pourtant équivalent, n'y sont majoritairement pas parvenus. En échouant à trouver les deux premières bonnes réponses, alors qu'ils voyaient le reste de la classe y parvenir facilement, ils ont intégré la croyance qu'ils étaient incapables de réussir ce type d'exercice. Face à une difficulté moyenne, ils ont baissé les bras, se sont résignés, et donc n'ont pas trouvé la solution. CQFD !

REMETTRE EN CAUSE
NOS RAISONNEMENTS ERRONÉS

De telles expériences montrent que nous pouvons très rapidement intégrer en nous ce sentiment d'impuissance. Quand le résultat attendu nous échappe, nous adoptons la croyance que nous n'avons pas de pouvoir sur certains aspects de nos vies. Ce (faux) raisonnement peut nous conduire à certaines formes de désespoir.

Le psychologue clinicien anglais Paul Gilbert travaille depuis des décennies sur des approches thérapeutiques basées sur la compassion. Selon lui, la honte et l'autocritique sont associées à une large gamme de difficultés psychologiques incluant la dépression, l'anxiété sociale, des troubles de l'alimentation, de la personnalité ou de stress post-traumatique.

Sans aller jusqu'à ces extrêmes, il est probable que, dans certains domaines de votre vie, vous ayez « appris » un sentiment de résignation ou d'impuissance. Un exemple fréquent est le dessin. Cela vous parle ? Or nous pouvons à peu près tous apprendre à dessiner si nous le souhaitons. Nous ne serons pas tous des Michel-Ange ou des Picasso, mais avec un peu ou beaucoup de pratique, de conseils et de persévérance, selon notre niveau d'ambition, nous pourrons réaliser des dessins intéressants et en tirer de la satisfaction.

En remettant en cause nos croyances à propos de nos compétences, nous basculons d'un état d'esprit fixe à un état d'esprit d'apprentissage, ce qui nous ouvre un large champ de possibilités. La pensée « je ne sais pas dessiner, je n'ai jamais su, je suis nul, et pas qu'en dessin » peut devenir « je ne sais pas encore bien dessiner ; jusqu'à présent, je n'ai pas pris le temps d'apprendre cela. J'ai de la sympathie pour le dessinateur débutant que je suis encore pour l'instant et m'encourage à persévérer dans mon apprentissage ».

Quel domaine aimeriez-vous explorer ou quelle discipline aimeriez-vous pratiquer, si vous pensiez que cela vous était accessible ? En vous appuyant sur l'exemple ci-dessus, comment pourriez-vous reformuler les croyances que vous avez sur vous en cette matière, de manière à rouvrir cette possibilité ?

Si vous pouvez utiliser cette démarche dans de nombreux domaines, l'expérience montre qu'il vaut mieux concentrer vos efforts sur une priorité à la fois afin de consacrer toute votre énergie à vaincre les inévitables difficultés et résistances inhérentes aux premières étapes de ce nouvel apprentissage.

L'AUTO-AMITIÉ, UN ATOUT DÉTERMINANT POUR NOTRE VIE

Comme nous venons de le voir, notre état d'esprit et la vision que nous avons de nous-même jouent un rôle essentiel dans tous les aspects de notre vie. Ils déterminent notre aptitude à vivre une vie plus riche, plus audacieuse, et à faire face aux difficultés avec une plus grande persévérance.

En pratiquant l'auto-amitié, nous assouplissons notre état d'esprit et cultivons l'apprentissage dont Carol Dweck démontre les vertus. Nous nous autorisons l'échec, nous accueillons avec bienveillance et sans jugement nos erreurs. Nous nous encourageons à tirer des leçons de nos expériences, quelles qu'elles soient, et à progresser en vue de notre accomplissement comme nous y convie la compassion.

ÉVITONS DE NOUS REPROCHER DE NOUS FAIRE DES REPROCHES !

Avant d'aller voir ensemble ce que la science nous apprend d'autre à ce propos, je voudrais vous éviter un piège dans lequel je suis tombé. Ayant commencé à comprendre les méfaits de l'autocritique sur ma vie, je me suis empressé de me... critiquer de me traiter aussi mal ! Hélas, comme le dit Kristin Neff, « vous ne pouvez pas espérer cesser de vous adresser des reproches, en vous reprochant de vous blâmer ». Pour changer nos comportements, nous avons besoin de les comprendre, de comprendre aussi pourquoi nous les avons mis en place et pourquoi ils ont pu nous être utiles. Il s'agit de nous traiter avec bienveillance, compassion et gratitude. Ni vous ni moi ne sommes les seuls à nous traiter de la sorte. La grande majorité des humains passent par là. Nos gènes et notre culture nous l'ont transmis. La bonne nouvelle, c'est que nous pouvons changer la donne et commencer dès maintenant à nous traiter autrement.

BRANCHONS-NOUS SUR LA BONNE RADIO

Imaginez votre esprit comme une radio. Ce que vous entendez dépend de la station que vous choisissez d'écouter. L'une d'elles diffuse 24 heures sur 24 des conseils qui viennent du fond de votre cœur, enrichis d'une grande sagesse. Vous pouvez, à tout moment, décider de vous brancher sur cette radio et obtenir ainsi des informations vivifiantes, de la plus grande pertinence pour votre vie. Mais si vous vous trompez de canal, vous manquez le message.

Parmi les programmes diffusés, il y a l'histoire de votre vie. Et celle-ci peut s'avérer bien différente de celle que vous avez l'habitude de vous raconter. Un film illustre ça de manière amusante. Dans *La Chance de ma vie*, Julien Monnier (joué par François-Xavier Demaison) a un solide problème. Ce brillant conseiller conjugal n'arrive paradoxalement pas à entretenir de bonnes relations avec les femmes dont il tombe amoureux. Après deux semaines, elles le quittent. En fait, depuis sa tendre enfance, Julien porte malchance à toutes les femmes qui s'éprennent de lui. « J'étais comme un chat noir dont les filles ne devaient pas croiser la route. » Et pas n'importe quelle malchance : elles se retrouvent à l'hôpital, voient leur vie professionnelle brisée ou ruinent leurs amitiés. La délicieuse Joanna Sorini (Virginie Efira) va le découvrir à ses dépens dès le jour où elle le rencontre. Au fil des catastrophes, elle prend conscience de la malchance que lui porte Julien, et ils se séparent. Puis un jour, Julien va enfin parvenir à porter un autre regard sur son parcours avec Joanna. Sans changer son passé (les faits), il va en faire une tout autre lecture…

Une bonne question à nous poser est la suivante : l'histoire que nous nous racontons habituellement sur notre vie nous est-elle bénéfique ou néfaste ? Dans ce second cas, il est temps d'écouter ce que nous pouvons nous apprendre de positif sur nous-même. Nous sommes en effet plus grand, sage, intelligent (choisissez) que nous nous le racontons à travers notre interprétation du cours de notre vie.

NOUS SOMMES TOUS EMPREINTS DE SAGESSE

Alan Cohen illustre cette idée avec une émission de caméra cachée. Un chauffeur de FedEx doit livrer un paquet dans une communauté de type « Hare Krishna ». Il ne sait évidemment pas que les personnes qu'il y rencontrera sont des acteurs complices. À peine arrivé devant le temple, il est accueilli par les membres de la secte, tous habillés de longues robes blanches ou orange, portant des colliers de fleurs. Ceux-ci le saluent avec humilité et se montrent plein d'égards envers lui. « Nous vous attendions ! » Il répond un peu gêné qu'il a été retenu par le trafic. « Non, disent-ils, nous vous attendions parce que vous êtes le *deliverer* » (en anglais, ce mot signifie à la fois « livreur » et « libérateur »). « Une prophétie nous a révélé que quelqu'un viendrait nous libérer et nous pensons que c'est vous. » Ils le font entrer dans leur temple et ouvrent une série de rideaux couvrant un mur. Derrière ceux-ci, il découvre avec stupeur son portrait en taille géante : il y apparaît en robe orange, avec un collier de fleurs. Ils l'invitent à s'asseoir dans un fauteuil ornementé qui domine l'audience. « Enseignez-nous ! » Il s'assied, réfléchit quelques instants, puis parle : « La vie est comme une rivière. [L'audience acquiesce avec respect.] Parfois, le courant est vif, rapide ; parfois l'eau ralentit et stagne. Mais si l'on continue à flotter, on atteint tôt ou tard l'océan. »

Ce même scénario a été repris avec trois chauffeurs différents. Et chacun s'est prêté au jeu, révélant une véritable sagesse.

Cette anecdote nous montre que, pourvu que nous soyons mis dans de bonnes conditions, chacun de nous a une part de connaissance et de sagesse à révéler. Mais les histoires que nous nous racontons sur nous-mêmes nous empêchent d'y accéder. Branchons-nous sur le bon canal !

NOURRIR LA CONFIANCE EN SOI AVEC LES PAROLES ADÉQUATES

Henri Ford disait : « Si vous pensez que vous pouvez le faire, ou que vous ne pouvez pas le faire, vous avez sans doute raison. » De nombreux chercheurs ont travaillé sur ce sujet. Parmi eux, Albert Bandura qui appelle ce concept « la perception d'efficacité personnelle ». Cette forme de confiance en soi, cette assurance quant à notre aptitude à atteindre nos objectifs, joue un rôle déterminant dans notre capacité à réaliser nos rêves.

Plusieurs recherches démontrent cette théorie, parmi lesquelles celle-ci. Deux cents catcheurs âgés de 15 à 18 ans ont été suivis durant une saison sportive complète. Sans aucun lien avec leurs résultats antérieurs, ceux qui avaient le plus confiance en eux ont gagné davantage que les autres. C'était encore plus marquant lors des prolongations. Au catch, celles-ci sont en effet régies par la règle de la « mort subite » : le vainqueur est le premier qui marque un seul point supplémentaire. À ce stade de leur lutte, les deux adversaires se retrouvent généralement avec des niveaux sportifs similaires (puisqu'ils ont chacun résisté jusque-là) et dans le même état d'épuisement. Dans ce contexte de tension extrême, ce qui permet au vainqueur de faire la différence, c'est le niveau de confiance qu'il a en ses capacités.

À votre avis, qu'est-ce qui nourrira le mieux la confiance que vous avez en vous : des encouragements, de la gentillesse, de la compréhension, un regard bienveillant sur vos progrès même modestes, votre courage, vos forces... ? ou des critiques, de la dureté, un regard sur toutes vos failles, sur vos faiblesses ou vos défauts... ?

Eh oui, des dialogues intérieurs faits d'auto-compassion et d'amour alimentent bien plus efficacement notre motivation que ceux faits d'autocritique et des peurs qu'ils engendrent. Si vous en doutez encore, jetez un coup d'œil à l'intérieur de votre corps. Grâce aux analyses appropriées, vous verriez que l'auto-compassion et l'amour engendrent des décharges d'ocytocine, une hormone qui contribue à vous rendre plus confiant et tranquille, alors que l'autocritique et la peur inondent votre système nerveux de cortisol, une hormone qui contribue à un sentiment d'insécurité, à un état de nervosité.

UN IMPACT POSITIF QUE LA SCIENCE DU SPORT CONFIRME

Si, en sport, cette différence d'impact peut se voir assez facilement, elle peut aussi mieux s'entendre car, parmi les dialogues intérieurs les plus audibles, il y a ceux des sportifs. En tennis ou en football, il est habituel d'entendre les joueurs se parler à voix haute. Les psychologues du sport se sont penchés sur ce phénomène et ont rassemblé suffisamment de preuves empiriques pour affirmer que la parole intérieure contribue à l'amélioration de la performance athlétique. Comme dans cette étude de Christian Edwards avec ses collaborateurs de l'université de Worcester, en Angleterre.

Ces chercheurs ont constitué trois groupes homogènes, chacun comptant huit jeunes joueurs de rugby de niveaux équivalents. Ils les ont invités à sauter sur place de façon répétée, aussi haut qu'ils le pouvaient, mais en leur donnant des instructions différentes. Les huit premiers devaient se parler pendant vingt secondes avant chaque saut, avec des phrases motivantes comme : « Je peux sauter plus haut. » Les huit suivants devaient également se parler, en répétant avec précision des instructions précises : « Plie les jambes et propulse-toi. » Les huit derniers joueurs devaient s'abstenir de toute parole intérieure en rapport avec le saut.

Devinez quels furent les résultats ? Edwards et ses collaborateurs ont pu vérifier que les joueurs du groupe invité à s'encourager par un discours intérieur motivant sautaient plus haut que ceux du deuxième groupe (ceux qui se donnaient des instructions concrètes) qui eux-mêmes sautaient plus haut que les huit derniers joueurs.

AUTOCRITIQUE OU AUTO-COMPASSION : COMMENT CHOISIR ?

Sans prendre conscience des douleurs que nous nous infligeons à nous-même, nous ne sommes pas en mesure de les arrêter. La démarche ci-après peut vous aider à ressentir et différencier les impacts de l'autocritique, d'une part, et de l'auto-compassion, d'autre part.

LES PAROLES QUI VOUS FONT DU BIEN

Choisissez un des reproches que vous vous faites régulièrement. Quelque chose que vous aimeriez par exemple changer, réaliser, arrêter... sans y parvenir jusqu'à présent (santé, look, argent, travail, couple, famille, passion, sport...).

Puis imaginez deux personnes.

La première est le critique intérieur. Elle égraine toutes les critiques qui résonnent habituellement dans votre tête. (Tu n'es pas assez... ou trop... Tu es incapable de... Tu n'y arriveras jamais...)

....

....

....

La seconde personne parle comme le ferait votre meilleur ami. Animée de son désir de vous aider au mieux (sans complaisance), de toute sa chaleur humaine et de toute sa bienveillance, que vous dirait-elle pour vous encourager et vous mettre dans le meilleur état d'esprit pour progresser vers votre objectif? Comment vous le dirait-elle? avec quel ton, quelle voix, quelles intonations?

....

....

....

En ayant bien en tête votre souhait de changement, relisez les paroles de la première personne. Comment vous sentez-vous lorsque vous imaginez les entendre? Quelles émotions ressentez-vous? Quelles sensations mentales et physiques cela génère-t-il? Dans quelle mesure cela génère-t-il en vous l'énergie, la confiance, la motivation nécessaires à évoluer?

....

....

....

Puis, avec le même objectif en tête, relisez les paroles de la seconde personne. Comment vous sentez-vous lorsque vous imaginez les entendre ? Quelles émotions ressentez-vous ? Quelles sensations mentales et physiques cela génère-t-il ? Dans quelle mesure cela génère-t-il en vous l'énergie, la confiance, la motivation nécessaires à évoluer ?

....

....

....

Si une seule de ces deux personnes devait vous accompagner pour soutenir votre progression, laquelle choisiriez-vous ?

☐ Le critique ☐ L'ami sincère

....

SI JE M'AIME, ALORS...

Eh oui, si je commence à m'aimer comme le ferait un véritable ami, alors je peux devenir « auteur » de ma vie. Selon l'étymologie de ce mot, est « auteur » « celui qui est à l'origine de quelque chose ». Il s'agit bien de ça : être à l'origine de notre vie, choisir puis élaborer un scénario, les dialogues, sélectionner les lieux où se déroule l'action, les autres acteurs et, bien sûr, jouer notre propre rôle en parfaite authenticité. Ce dernier mot, dont la racine est similaire à celle d'auteur, est déterminant. L'authenticité est, d'après le philosophe Oscar Brenifier, « liée au courage, à la ténacité, à la volonté, en opposition à la velléité et la complaisance de l'opinion ».

Si je m'aime, je peux accorder de l'importance et du crédit à ma « radio connaissance » et à mes idées, ce qui ne veut pas dire me fermer à celles des autres, mais arrêter de considérer que les idées des autres ont plus de valeur ou d'importance que les miennes. Je peux aussi me faire confiance dans ma capacité à faire des choix puis à m'adapter. Dès lors, je ne dois plus attendre que mes choix soient parfaits et j'avance plus vite.

Si je m'aime, alors je n'ai plus besoin de tendre vers une perfection dont je sais qu'elle est ni accessible ni souhaitable. Je peux devenir ce que Tal Ben-Shahar appelle un « optimaliste » : quelqu'un qui aspire lui aussi à une belle ambition de qualité ou de performance dans différents domaines de sa vie, mais qui ne redoute pas l'échec. Au contraire, en bon optimaliste je peux considérer l'échec comme un passage obligé de tout apprentissage et en tirer les enseignements utiles à ma constante adaptation. Dès lors que l'échec disparaît de ma vie, des champs nouveaux de possibilités s'offrent à moi. Je peux faire confiance à la vie, oser entreprendre plus de choses et avoir dès lors plus de chances de réussite. Car, comme me le disait lors d'une interview Thierry Saussez, créateur du Printemps de l'optimisme, « il n'y a pas de chance, il n'y a que du rythme. Les gens qui ont prétendument de la chance sont simplement des gens qui prennent plus d'initiatives que les autres, qui ont plus d'audace que les autres, qui ont plus d'imagination que les autres. Et donc évidemment qu'ils vont plus facilement à la rencontre de l'âme sœur, du job, de l'appartement ou du contrat[1] ».

Si je m'aime, les résultats que j'obtiens m'importent moins que mon parcours. Je peux me rappeler que l'herbe ne pousse pas toujours là où on l'attend, et que ce qu'on a coutume d'appeler « adversité » peut aussi s'avérer être ce qui fait qu'un homme se révèle à lui-même.

Si je m'aime, je peux cultiver le « dépassement raisonnable » prôné par Mihály Csíkszentmihályi, un des chercheurs en psychologie les plus influents des cinquante dernières années. Le *flow* qu'il décrit est l'état mental atteint par une personne lorsqu'elle est complètement plongée dans une activité et qu'elle se trouve dans un état maximal de concentration, de plein engagement et de satisfaction dans son accomplissement. Cultiver le *flow* est l'un des ingrédients clés du bonheur...

Et vous, si vous vous acceptiez et appréciiez davantage tel que vous êtes, si vous vous aimiez comme un véritable ami, qu'auriez-vous envie de faire ?

---

1. Extrait d'une interview vidéo réalisée par l'auteur – *www.daredo.net/fr/category/ daredo-videos.*

Prenez le temps d'y penser...

Nous venons d'avoir un aperçu de l'impact de nos dialogues intérieurs sur nos vies, et des avantages que nous aurions de nous parler comme le ferait un véritable ami. Explorons maintenant plus en détail ce qu'est l'auto-amitié et comment donner vie à celle-ci.

3 L'auto-amitié

Pour explorer l'auto-amitié, commençons par nous interroger un instant sur l'amitié. Vous avez, je l'espère, un certain nombre d'amis et amies. Cela vous semble normal, évident. Mais vous êtes-vous déjà demandé comment vous avez noué ces amitiés ? Pourquoi, de tout temps, la très grande majorité des humains tissent-ils de telles relations ? Et de quoi sont-elles faites ?

QU'EST-CE QUE L'AMITIÉ ?

Le *Larousse* la définit comme « un sentiment d'affection entre deux personnes ; attachement, sympathie qu'une personne témoigne à une autre : être lié d'amitié avec quelqu'un ». L'amitié est un sentiment et un lien.

Votre ami est votre ami, car vous associez à cette relation particulière un ensemble complexe et spécifique d'affects, d'émotions et de pensées qui vous plaisent. En clair, nous avons des amis parce que cela nous fait mutuellement du bien ! Nous nous sentons liés par quelque chose à la fois d'indéfini et de très clair pour chacun. D'ailleurs, il suffit que l'un des deux amis rompe ce pacte tacite pour que l'amitié se dissipe.

<< On peut difficilement se faire un ami en un an, on peut aisément le perdre en une heure >> (proverbe chinois).

Nos amitiés ne nous sont pas indifférentes. Elles nous sont précieuses. Nous n'y prêtons pas toujours attention, mais il suffit de perdre un ami ou une amie très chère pour constater à quel point cela peut être douloureux ; parfois plus encore que perdre un membre de sa famille.

Car si nos liens familiaux nous sont en quelque sorte imposés, l'amitié est le fruit de nos choix et d'une lente construction. Nous « investissons » du temps, de l'écoute, de l'entraide, de la bienveillance, pour que grandisse la relation. L'amitié est source d'équilibre et de bonheur car nous savourons la présence de nos amis, le plaisir d'être ensemble, leur affection, leur confiance en nous, leur soutien inconditionnel, mais aussi la possibilité de les soutenir à notre tour, de les aider, de les comprendre…

<< Votre existence me rassure et m'éclaire >> (René Char – dans une lettre à Albert Camus).

Eh oui, nous avons besoin d'amis pour être heureux ! D'ailleurs, des recherches en psychologie prouvent que la qualité de nos relations sociales est un des indicateurs les plus fiables de notre capacité à être heureux[1]. Mais comment se choisit-on ?

POURQUOI ELLE OU LUI ?

Vous attendez un ami. On frappe à la porte : « c'est moi… ». Vous le reconnaissez et vous ouvrez. Ces mots, « c'est moi », quelqu'un d'autre aurait pu les dire : un passant, un inconnu… Mais vous savez que « c'est lui » parce que vous reconnaissez sa voix ou sa manière unique de cogner votre porte, des attributs parmi d'autres qui font la singularité de votre ami.

Pourquoi l'avez-vous choisi, « lui » ou « elle » ? Cela reste assez mystérieux.

---

1. Ce que montre notamment la Harvard Study of Adult Development qui a suivi des individus pendant 75 ans – étude dont nous reparlerons plus loin.

On n'aime pas forcément quelqu'un parce qu'il a beaucoup de qualités. Ce n'est pas parce qu'il est intelligent, beau, gentil, fort... que nous avons envie de créer ce lien particulier. D'autres personnes parmi nos connaissances en ont peut-être davantage et pourtant, nous ne les avons pas choisis comme amis.

« Parce que c'était lui, parce que c'était moi » (Montaigne, au sujet de son amitié avec La Boétie).

D'après Luc Ferry, « ce qui fait qu'un être est aimable, ce qui donne le sentiment qu'on pourrait continuer à l'aimer quand bien même la maladie l'aurait défiguré, n'est pas réductible à une qualité, si importante soit-elle. Ce que l'on aime en lui (et qu'il aime en nous, le cas échéant) et que, par conséquent, nous devons développer pour autrui comme en soi, ce n'est ni la particularité pure, ni les qualités abstraites (l'universel), mais la singularité qui le distingue et le rend à nul autre pareil ».

NOS AMIS NOUS CONSTRUISENT ET NOUS LES CONSTRUISONS

Qui sont mes propres amis ? Pour fêter mes soixante ans, j'ai eu envie de les réunir. J'ai la chance d'en avoir beaucoup et d'horizons et de profils très différents. Certains sont très proches, fidèles de longue date. D'autres plus lointains, que je connais depuis longtemps aussi, mais moins intimement. Je les considère tous comme de « vrais amis » car je sais que je peux compter sur eux, et vice-versa, que ce soit pour passer un bon moment ou pour faire face à une difficulté.

Pour ce dîner, considérant que j'entrais dans « l'âge d'or » (à soixante ans, j'ai une pêche d'enfer), j'avais choisi comme thème *Golden Years*, du nom de cette sublime chanson du génial et regretté David Bowie. Décidé à honorer la présence de mes invités et à colorer ce passage symbolique d'une touche particulière, j'ai pris la parole. Coutumier des discours d'anniversaire (pour les autres), j'ai, pour l'occasion, refusé la facilité de lire un texte destiné à simplement plaire ou divertir. J'ai réfléchi à ce que j'avais vraiment envie de partager. Une idée m'est apparue comme une évidence : chacun de mes amis, à sa manière, avait influencé ce que j'étais devenu ; j'avais en moi une part de ce qu'ils étaient, une ou plusieurs de leurs spécificités. Et je les ai donc remerciés à tour de rôle, pour ce que chacun m'avait apporté de singulier.

C'est au moment même où je leur exprimais cette idée que celle-ci a pris tout son sens. À chaque fois que je m'adressais à l'un ou l'autre, je ressentais physiquement cette part de vie unique qui s'était invitée en moi et je m'en réjouissais intensément. Oui, nos amis nous construisent, et nous les construisons.

LES QUALITÉS LIÉES À L'AMITIÉ

Comme je souhaitais voir plus clair sur ce qui influence nos choix en amitié, j'ai lancé un sondage en ligne. Le résultat a été bien au-delà de mes espérances puisque, au total, près de quatre cents personnes m'ont répondu[1].

Pour récolter l'information souhaitée, je leur ai demandé de commencer par penser à deux ou trois personnes qui font partie de leurs meilleurs amis. Puis, je les ai invitées à classer en ordre décroissant d'importance les dix qualités principales qui, d'après eux, font que des liens d'amitié aussi forts se sont créés avec ces amis. Ils pouvaient choisir parmi vingt-six propositions et en ajouter d'autres si utile.

Voici, en ordre déclinant d'importance, les dix qualités que les répondants attribuent aux personnes qui sont devenues leurs meilleurs amis (h/f) :

---

1. Vous trouverez sur *monmeilleurami.info* les détails de cette enquête, la liste des qualités proposées et la manière selon laquelle je les ai présélectionnées.

- Elle m'accepte et m'apprécie tel que je suis.
- Elle a du plaisir à passer du temps avec moi (et vice-versa).
- Elle a de l'humour.
- Elle est droite et honnête.
- Elle ne me juge pas.
- Elle m'écoute vraiment.
- Elle est curieuse et ouverte.
- Elle démontre beaucoup de bienveillance.
- Elle me comprend.
- Elle est presque toujours disponible quand j'ai besoin d'elle.

Pour le dire simplement, un vrai ami, c'est quelqu'un d'honnête, qui m'accepte avec mes qualités et mes imperfections, qui m'apprécie pour ce que je suis, sans jugement, en toute bienveillance, qui est disponible quand j'ai besoin de lui et qui a du plaisir à passer du temps avec moi, à m'écouter, à me comprendre... Et réciproquement, bien sûr, nous y reviendrons.

Reconnaissez-vous ces qualités chez vos amis? Peut-être est-ce différent. Il y a autant de formes d'amitiés que d'individus... Quelles qualités principales appréciez-vous?

Maintenant que les qualités liées à l'amitié sont un peu plus claires, il est intéressant d'observer *dans quelle mesure vous êtes un bon ami pour vous-même.*

Dans quelle mesure cultivez-vous les qualités de l'amitié à votre propre égard ?

Lisez les questions suivantes et évaluez-vous sur une échelle de 1 à 10 (1 = pas du tout, 10 = tout à fait).

Vous appréciez-vous et vous acceptez-vous vraiment pour ce que vous êtes, sans jugement, en toute bienveillance ?

1   2   3   4   5   6   7   8   9   10

Prenez-vous la peine de vous écouter vraiment, de vous comprendre intimement ?

1   2   3   4   5   6   7   8   9   10

Êtes-vous honnête vis-à-vis de vous-même ? Acceptez-vous votre réalité telle qu'elle se présente à vous ?

1   2   3   4   5   6   7   8   9   10

Vous rendez-vous disponible pour vous en cas de besoin ?

1   2   3   4   5   6   7   8   9   10

Avez-vous du plaisir à passer du temps seul avec vous-même ?

1   2   3   4   5   6   7   8   9   10

Vous regarderez peut-être vos réponses, comme je l'ai fait avant vous, avec une moue un peu gênée, un sourire timide et les yeux fuyants... Oui, nous sommes généralement de mauvais amis pour nous-mêmes. Et nous allons voir comment renforcer notre auto-amitié au bénéfice de notre vie et de celle de notre entourage.

LES QUALITÉS DE L'AUTO-AMITIÉ

Pour clarifier la démarche, et avant d'approfondir certains sujets, regardons comment cultiver en nous quatre qualités essentielles de l'auto-amitié.

Comment s'accepter soi-même comme on accepte un ami ?

Dans le cadre de l'amitié, accepter un ami tel qu'il est vraiment, c'est accepter un tout, un *package* qui intègre des qualités, des limites, des caractéristiques propres, des faiblesses. C'est accepter notre ami dans sa singularité, pour reprendre l'idée de Luc Ferry.

Apprendre à nous accepter et à nous apprécier implique, dans un premier temps, de découvrir et d'observer notre singularité propre, ce qui fait que nous sommes qui nous sommes. Cette étape est importante car comment pourrais-je apprécier et aimer quelqu'un que je ne connais pas ?

Rappelez-vous Marie. La relation que Bernard entretient avec elle ne lui convient pas, elle ne s'y sent pas respectée. Elle s'en contente malgré tout, plutôt que risquer de se retrouver seule et que personne d'autre ne veuille d'elle. Marie est convaincue d'être moche et stupide. Alors elle accepte son sort même si elle rêve d'une autre vie. Elle sent bien, au fond d'elle, qu'elle devrait agir autrement, mettre des limites à Bernard, lui dire clairement ce qui ne lui convient pas, lui indiquer que, s'il ne s'engage pas de manière plus entière dans la relation, elle préfère y mettre un terme. Mais elle n'ose pas. Alors, elle « accepte » l'inacceptable.

L'acceptation est une notion qui prête souvent à confusion. Chère aux bouddhistes, elle est associée en Occident à la résignation et, dès lors, méprisée. C'est ce que fait Marie : elle n'accepte pas sa situation de couple, mais s'y *résigne*. Elle se soumet à contrecœur au bon vouloir de Bernard, de peur d'être rejetée.

Accepter n'est pas se résigner

L'acceptation dont je parle est quelque chose de très différent. Il s'agit d'accueillir la réalité, de la reconnaître, d'accepter que ce soit comme cela « pour l'instant ». C'est comme un accusé de réception : un envoi officiel vous parvient, vous signez un document attestant que vous l'avez reçu. Ça ne veut pas dire que vous êtes d'accord avec le contenu du document mais simplement que vous reconnaissez qu'il est maintenant entre vos mains. Cette acceptation est un préalable à toute action.

Autre exemple. J'ai un accident de ski. Le médecin diagnostique une côte cassée ; la rate est peut-être touchée. Il me prescrit des antidouleurs car je risque d'avoir mal. J'ai intérêt à commencer par accepter cette situation. C'est une réalité qui a une série d'implications : certaines sur lesquelles je peux avoir une influence, d'autres non. Je pourrais tenter de la mettre en doute : « Vous êtes sûr ? Montrez-moi les radios. » Je pourrais la nier ou la refuser : « Ah, ce n'est que ça ! Je veux rentrer chez moi maintenant. Et je ne veux pas de vos antidouleurs car j'ai besoin d'avoir la tête bien claire. J'ai un dossier à étudier. J'ai l'habitude de la douleur, je la supporte bien. »

Ces dénis de réalité m'empêcheraient de voir les choses telles qu'elles sont vraiment. J'ai une côte bel et bien cassée et cela cause habituellement une douleur intense. Le chirurgien a pris une précaution légitime concernant la rate qui, en cas d'éclatement, pourrait créer une hémorragie interne dangereuse. En acceptant la situation, je me mets en condition de prendre les décisions les plus appropriées pour moi. Je ne me *résigne* pas à garder une côte cassée pour toute la vie. *J'accueille* le fait qu'elle soit cassée pour le moment et que des mesures doivent être prises pour me donner un maximum de chances d'éviter tout risque à court terme, de guérir rapidement et de gérer la situation transitoire le mieux possible.

En disant « oui » à une situation qui ne lui convient pas, Marie dit « non » à une part

> « *Je suis comme je suis*
> *Je suis faite comme ça*
> *Que voulez-vous de plus*
> *Que voulez-vous de moi*
> *Je suis faite pour plaire*
> *Et n'y puis rien changer* »
>
> Jacques Prévert, « Je suis comme je suis » (extrait).

importante d'elle-même qui souffre. Elle refuse de la voir, et multiplie les occupations afin de ne pas sentir sa douleur. Pour mettre en place les conditions du changement, Marie devra commencer par s'accepter. Accueillir toutes les facettes d'elle-même avec amour, gentillesse et bienveillance, comme une mère aimante le fait à l'égard de ses différents enfants. Certains aspects d'elle-même plaisent à Marie, d'autres moins ou pas du tout. Elle va devoir apprendre à les apprécier, à s'apprécier dans son ensemble.

Une méthode pour se découvrir et s'apprécier

Une manière intéressante de se découvrir est de le faire à travers le regard bienveillant d'un ami. C'est ce que permet de faire la technique de l'enquête appréciative (*appreciative inquiry*).

La méthode a été créée par David Cooperrider, un étudiant en développement des organisations à l'université Case Western à Cleveland (États-Unis). Alors qu'il utilise l'approche traditionnelle qui vise à identifier les dysfonctionnements d'une clinique, son attention est attirée par de nombreux exemples de coopération positive et d'innovation au sein de certaines équipes. Il décide de changer son angle d'attaque et de se concentrer, au contraire, sur l'étude de ce qui marche bien, pour pouvoir ensuite amplifier ces résultats dans toute l'organisation. C'est un succès et la méthode va se répandre rapidement à travers le monde, tant comme outil de développement personnel que comme outil de développement des organisations.

Comme son nom l'indique, l'enquête appréciative vise à « apprécier » une réalité. Apprécier signifie à la fois en estimer la valeur, en ressentir de la satisfaction (dans le sens « j'ai beaucoup apprécié ce voyage ») et augmenter ses ressources (dans le sens « mon compte épargne s'apprécie »). Nous allons apprécier nos ressources :

> celles du passé et du présent (nos qualités, nos succès, nos compétences, nos valeurs, nos expériences et leurs valeurs ajoutées...) ;

> celles du futur (nos aspirations profondes et souhaits pour l'avenir) ;

▶ celles pour se transformer (les « premiers pas » vers ce futur qui suscitent de l'appétit, de l'enthousiasme).

Dans le cadre qui nous intéresse, nous pouvons pratiquer l'enquête appréciative seul. Dans ce cas, nous jouons le rôle d'un de nos meilleurs amis qui parlerait de nous. Mais pour profiter pleinement de cette expérience et la faire partager, il est aussi possible de l'organiser sous forme d'une rencontre entre amis, par exemple un dîner. C'est à la fois amusant, instructif et enrichissant.

UNE ENQUÊTE APPRÉCIATIVE À PROPOS DE VOUS !

Voici une liste de questions qui peuvent vous aider à identifier vos qualités et vos forces. Prévoyez une feuille vierge pour noter vos réponses.

 *Démarche détaillée et feuille d'exercice disponibles sur monmeilleurami.info.*

Qu'est-ce qui vous a particulièrement rendu heureux dans le passé ? et plus récemment ? dernièrement ?

Par exemple : mon couple, un voyage en Asie, mon diplôme professionnel, les victoires de mon fils au volley, les travaux dans l'appartement, la signature du contrat, le dîner chez nos amis, une balade à vélo...

Quelles qualités ou aptitudes avez-vous démontrées, qui ont contribué à ce que cela se soit passé comme ça ?

Par exemple : l'esprit de synthèse, mon expérience dans ce domaine, la maîtrise de la technique, la précision.

Quels sont vos traits de caractère ?

Par exemple : la patience, la persévérance, la gentillesse, la fidélité.

De quelles réussites êtes-vous fier ?

Par exemple : le 1er prix d'un concours de danse latino dans un club de vacances, la sortie de mon livre.

Sur quelles qualités ou aptitudes vous êtes-vous appuyé pour réussir ? Sur quels traits de caractère ?

Par exemple : j'ai osé m'exposer en public, j'ai tenté ma chance.

Quelles actions êtes-vous fier d'avoir entreprises, même si le résultat obtenu n'a pas correspondu à vos attentes ?

Par exemple : le projet XYZ que j'ai proposé, il a été refusé par la direction, mais je pense avoir semé une petite graine...

Quelles compétences ou savoir-faire avez-vous développés ? Quelles forces intérieures vous ont aidé à le faire ?

Par exemple : j'ai dû mettre de la clarté dans mes idées, structurer une présentation. J'ai dû me dépasser pour oser la présenter devant le comité. Et je suis content d'être resté serein lorsque la réponse négative est arrivée. J'ai osé me faire confiance. Je pense que, tôt ou tard, quelque chose prendra vie sur la base de ce que j'ai proposé.

Lorsque vous aurez terminé votre enquête, il est souvent utile et agréable de vous interroger sur ce que vous avez particulièrement apprécié, ce qui vous a surpris, ce que vous avez appris, ce que vous avez des difficultés à accepter. En conclusion, que retenez-vous de plus important de cette expérience ? Vous verrez que cela provoque souvent des moments riches en émotions positives, chaleureuses et bien agréables. Après l'avoir pratiquée en groupe, je me rappelle avoir été ému aux larmes de m'être entendu parler de certaines qualités que je refusais de me reconnaître ou que je considérais comme des défauts : ma sensibilité, ma vulnérabilité... Les découvrir sous cet angle positif et les apprécier m'a libéré d'un poids considérable. Sans cela, ce livre n'existerait peut-être pas...

Comment m'écouter vraiment, me comprendre intimement, sans être dans le jugement ?

Lorsque Cécile partage avec Chris ou ses parents les questions qu'elle se pose à propos de son avenir et les manques qu'elle ressent, ils entendent uniquement ce que laisse passer le filtre de leurs propres croyances à propos de ce qui est bien ou mal, juste ou erroné, et de leurs peurs. Ils n'écoutent pas vraiment Cécile : ils repèrent dans ce qu'elle dit les choses qui leur seront utiles pour juger la situation, voire la personne, puis exprimer leurs propres opinions. Ils ne cherchent pas à comprendre le fondement de sa pensée. Ils ne peuvent se mettre en connexion de cœur à cœur avec les émotions de Cécile, sans doute bouleversés par celles qu'ils ressentent eux-mêmes. Chris voit peut-être son couple en danger, ce qui le fait paniquer ; les parents craignent pour l'avenir de leur fille ou sa sécurité, ou ils redoutent de ne plus pouvoir la voir aussi souvent… En étant déconnectés des émotions qu'ils vivent et *a fortiori* de la capacité d'en parler, ils ne peuvent accueillir avec bienveillance celles de Cécile. Du coup, elle ne se sent ni comprise ni respectée. Le ton monte ; le dialogue devient impossible.

Lorsque je suis « dans le jugement », mon esprit arrête très rapidement des opinions sur la situation. C'est un mode automatique de pensée. Sur base d'une ou de quelques expériences, mon cerveau tire des conclusions, il imagine des lois (comme en mathématique : si A > B et B > C, alors A > C). Et il les considère comme universelles. Lorsqu'il est confronté à une situation similaire, il applique instantanément la loi. Je prends un taxi dans une ville que je découvre. Le chauffeur râle. Par hasard, le chauffeur du deuxième taxi que j'emprunte râle aussi. Mon cerveau crée une loi : dans cette ville, les chauffeurs de taxi râlent. Or il s'agit peut-être de circonstances particulières. Une dispute conjugale pour l'un, une amende considérée injuste pour l'autre… Compte tenu de ma nouvelle loi « dans cette ville, les chauffeurs de taxi râlent », je décide donc de prendre un autre mode de transport. Je ne rencontrerai donc pas ce chauffeur qui m'attend en souriant, après avoir reçu un superbe pourboire cinq minutes plus tôt, ou cet autre tout heureux car il vient d'être embrassé par une belle voisine convoitée depuis long-temps… Et je ne prendrai plus de taxi dans cette ville car nos « lois » sont faites pour durer, tant que nous ne faisons pas l'effort de les remettre en cause.

Maîtriser nos jugements trop hâtifs

Pour accorder plus d'attention à une écoute véritable, nous avons besoin de sortir de nos jugements instantanés. Alors, nos questions ne sont plus formulées pour tenter d'amener l'autre à se rapprocher de notre point de vue ou essayer de le prendre en défaut. Elles sont là pour nous aider à comprendre, le plus objectivement possible, la situation, les options, les enjeux, les désirs, les sentiments, le contexte... C'est en allant chercher proactivement ces informations que nous commençons à nous faire une idée de ce dont la personne parle, dans toute la complexité de la chose. Puis, progressivement, en collaboration avec elle, en cultivant la bienveillance, la sagesse, le respect de ses intérêts comme des nôtres, nous pouvons réfléchir avec sagesse, créativité, relativité à sa situation...

Si Chris écoutait sa compagne de cette manière, s'il la questionnait plutôt que de tenter de la convaincre qu'elle se trompe, il apprendrait que Cécile a, depuis son enfance, un goût prononcé pour la justice ou plutôt la justesse. À l'école, elle veillait à ce que chacun dans la classe profite de la balançoire pendant des durées similaires. Au collège, elle s'est beaucoup impliquée dans l'organisation de la « journée du *fair trade* » où l'on ne mange que des aliments issus du commerce équitable. Dans son entreprise, elle soulève régulièrement des questions éthiques et défend une plus grande responsabilité sociétale. Chris saurait aussi que, interrogée sur des idées pour la journée de *team building* destinée à améliorer de manière ludique les relations au sein de l'équipe, Cécile a proposé une distribution de café et de sandwiches aux sans-abri du quartier ; idée qui a été refusée à son grand regret au profit d'une séance de paint-ball.

Si Chris y prêtait attention, il entendrait la lassitude de Cécile devant son emploi, certes amusant, lucratif et *challenging*, mais dénué de sens à ses yeux. Il se rendrait compte de l'impact négatif que cela a sur le moral de sa compagne, sur son entrain et sur les autres aspects de sa vie, notamment son couple ! Ainsi, il pourrait mieux saisir les enjeux face auxquels Cécile se trouve, mais aussi ceux qu'il refuse de voir dans sa propre vie. En accueillant la situation telle qu'elle est, en acceptant de l'explorer sans jugement, Chris pourrait, par exemple, renouer avec des parties de lui-même aujourd'hui oubliées ou négligées. Et notamment son propre goût pour l'éthique et la justesse. Il verrait qu'il a sans doute mis de côté cette part noble de lui pour laisser toute la place au *golden boy* qui réussit selon des critères importants pour ses parents et la société, mais pas forcément pour lui.

De l'écoute des autres à l'écoute de soi

Si écouter les autres n'est pas chose aisée, s'écouter soi-même l'est encore moins. Parmi les techniques qui m'ont particulièrement réussi, j'aime celle des « trois pages » inspirée par Julia Cameron. Cette scénariste américaine a connu un solide passage à vide après une longue vague de succès. Décidée à se retrouver, elle a testé différentes pratiques dont celle-ci. Ayant renoué avec sa créativité, elle a eu envie de partager ces outils et conseils dans un livre devenu un best-seller : *Libérez votre créativité*.

LES TROIS PAGES

Rien de plus simple à première vue : vous choisissez un carnet qui vous plaît. Chaque matin, cinq jours par semaine au moins, vous rédigez trois pages. Il n'y a pas d'autre objectif que celui-là : avoir écrit des mots, des phrases sur trois pages. Pas de thème particulier. Ces textes n'ont pas vocation à être lus sauf, peut-être, par vous ; et encore, pas avant plusieurs semaines. Laissez au vestiaire l'orthographe, la grammaire, le style, la qualité d'écriture ou même la cohérence... Seul compte le volume produit : trois pages.

Quand j'ai commencé cette pratique, cela me prenait à peu près trente minutes. Au début, c'était parfois pénible. Je n'avais pas envie, pas d'inspiration, pas d'idée à propos de laquelle écrire. Alors je l'écrivais : « Aujourd'hui, je n'ai pas envie de faire mes pages. Pas d'idée. Ça m'énerve. Mais j'ai décidé de faire quand même "mes pages", alors je remplis les lignes avec de l'encre. Je ne sais pas ce que ça va donner mais je le fais quand même... »

Ce qui m'a fasciné avec « mes pages », c'est que, à chaque fois – et en particulier lorsque j'avais l'impression de n'avoir vraiment rien à dire, rien en tête –, des idées importantes apparaissaient sur le papier à la troisième page, sans que je les voie venir. En acceptant de me prêter à ce petit jeu, je parvenais à me connecter à des parts de moi auxquelles je n'accordais habituellement pas de place.

C'est une des pratiques que je préfère quand je ne vois pas clair en moi, lorsque je me sens tiraillé, anxieux, ou que je manque d'inspiration pour ma journée. Souvent aussi, je « fais mes pages » quand je ressens le besoin de libérer quelque chose en moi. C'est évidemment idéal le matin, avant de plonger dans le flux des contraintes et des activités pratiques.

Faites-en l'expérience par vous-même. Et veillez à le faire plusieurs fois d'affilée sur la semaine, pour en tirer de réels bienfaits. Trois pages, pas une de moins ! Et vous apprendrez peu à peu à vous écouter, à vous entendre...

Comment me rendre disponible pour moi en cas de besoin ?

Voilà bien une des grandes difficultés que j'ai rencontrées sur le chemin de l'amitié avec moi-même. Trouver du temps pour moi, pour être activement et positivement avec moi. Bien sûr, il m'arrivait de me poser, par exemple devant la télé. Fatigué par une journée difficile ou par une série de stress, je m'accordais une pause. *Dolce farniente* ! Le plaisir de ne rien faire. Et je pouvais le faire seul. Mais cela ne m'était pas vraiment bénéfique.

Imaginez que vous rencontriez des difficultés et que vous invitiez un ami en espérant obtenir son réconfort, son soutien. Il vous rejoint mais propose de regarder la télé, de boire un verre ou de faire la sieste. Une fois ou deux, pourquoi pas, pour se détendre et reprendre un peu de force. Mais cela ne comblera pas votre besoin d'être entendu, de vous sentir accompagné, soutenu... Malheureusement, c'est ce qui se passait lorsque j'avais besoin de ma propre compagnie : je privilégiais la distraction (étymologiquement : « me tirer hors de moi ») ou l'anesthésie (me couper de mes sens). Peut-être en est-il de même pour vous ?

Apprendre à s'accorder de l'attention, avec bienveillance et compassion, ne fait pas partie de notre culture occidentale. C'est même plutôt dénigré. Or ce type de présence active peut nous faire un bien fou. Quelques secondes de bien-être avec soi-même ne changent pas la vie, mais une pratique régulière peut la transformer de manière significative.

Comment prendre du plaisir à passer du temps seul avec moi-même ?

Avez-vous appris un sport ou une discipline artistique, spirituelle ? Les premiers jours de pratique sont les plus désagréables ; nous devons nous accrocher. Au fil de nos progrès, nous gagnons en maîtrise. Le plaisir de la pratique augmente. Un jour, on est carrément accro !

En Occident, passer du temps de qualité avec soi ne fait pas partie de nos habitudes. Il va donc falloir apprendre de nouvelles habitudes, nous défaire des mauvaises ou, mieux, les transformer (c'est un sujet important, dont nous parlerons plus tard).

Je peux en tout cas vous confirmer ce que la science nous dit : lorsque nous commençons à passer régulièrement du temps de qualité avec nous-même, nous en tirons de grandes satisfactions et de nombreux bienfaits, parmi lesquels : équilibre émotionnel, clarté de vision, capacité de concentration, santé, sentiment de bien-être… Notre cerveau va lui-même changer du fait de ce que Rick Hanson appelle la « neuroplasticité positive ». Et entraîner un cercle vertueux : l'esprit fait évoluer physiquement le cerveau, et la transformation de celui-ci fait évoluer votre esprit.

Voici ce qu'il en dit :

> *« Ainsi, exercer régulièrement notre cerveau à penser, sentir et se comporter selon ce que nous choisissons de privilégier restructure notre cerveau, et nous permet de nous sentir plus calme et positif… et donc de nous sentir moins tendu, moins anxieux et moins facilement stressé. Ce calme et cet état d'esprit positif nous permettront d'améliorer notre capacité à nous concentrer, à faire face aux défis, à atteindre nos buts. Cela aidera à mettre les choses en perspective, à nous sentir plein d'énergie et inspiré. Apprendre à se ressourcer nous-même nous permet de moins dépendre des autres pour notre bien-être.*
>
> *… Et lorsqu'on se sent apaisé et épanoui, on a aussi plus d'amour sans condition à offrir aux autres ! »*

Le « H.E.A.L. », un bain de bien-être intérieur

Voici une des pratiques recommandées par Rick Hanson[1]. Je vous propose d'en lire les instructions une première fois avant de les appliquer, étape par étape.

 *Version audio disponible sur monmeilleurami.info, de même qu'une version complémentaire pour faire face aux situations difficiles.*

1. Imaginez près de vous la présence familière de quelqu'un qui vous veut du bien, vous aime, ou vous apprécie… Cela peut être un ami, un parent, un proche, ou même un animal. Quelqu'un qui tient beaucoup à vous.

2. Concentrez-vous sur le ressenti de cette présence bienveillante et chaleureuse à vos côtés. Il est fondamental de lâcher le mental pour vous concentrer sur les sensations physiques. Savourez l'expérience dans tout votre corps.

3. Intensifiez encore la sensation. Imprégnez-vous-en et laissez-la s'infuser dans toutes vos cellules pendant un temps suffisamment long (10 à 20 secondes au moins). Le cerveau fonctionne comme les anciens magnéto-cassettes : pour qu'ils puissent enregistrer la musique, elle doit être jouée.

Profitez donc bien de ce moment où vous recevez tout ce dont vous avez intensément besoin, comme chacun de nous : vous sentir en relation avec les autres, proche, accepté, respecté et aimé.

Marcher seul dans la nature

On cite souvent les longues promenades dans la nature des artistes, créateurs, entrepreneurs, philosophes… Steve Jobs, par exemple, était un fervent adepte de la marche solitaire. Être en contact avec la nature nous rapproche de nous-même. Si vous êtes plutôt urbain, digito-connecté, pourquoi ne pas expérimenter une longue escapade dans un environnement totalement différent ? Une astuce qui m'aide à me relâcher consiste à regarder en l'air. Lorsque je le fais, je sens mon visage se détendre, mon esprit s'ouvrir. Soyez quand même vigilant si le sol est semé d'embûches !

---

1. Cette pratique est présentée sur le site de Rick Hanson, traduit par Marina Mandofia-Berney – *www.rickhanson.net.*

Faites-vous plaisir avec cette pratique d'autolouange

Je ne peux parler de l'acceptation et de l'appréciation de qui nous sommes, sans évoquer le *kasàlà*. *Kasàlà* est le nom congolais d'une forme d'autolouange pratiquée un peu partout en Afrique sub-saharienne. C'est une école de l'humilité et de l'authenticité, une école de la dignité humaine. On se célèbre et, à travers nous, c'est la vie qu'on chérit.

En raccourci, et sans pouvoir partager en quelques lignes la dimension sacrée de ce rituel, chacun est invité à réciter, en public, un texte rédigé par ses soins, à travers lequel il consent à se laisser voir au plus intime de lui-même, à surprendre et à se laisser surprendre jusqu'à l'émerveillement. Ce texte sera rédigé de manière poétique, métaphorique, symbolique, humoristique et théâtrale. On nomme ses qualités et on se dévoile sous son jour le plus positif.

Dans son livre *Exercices pratiques d'autolouange*, qui fourmille d'exemples inspirants, Marie Milis donne les consignes principales, à commencer par la plus fondamentale : « déclamer un texte en "je", avec amplification et sans mensonge ». Il s'agit de parler de soi (pas du vent qui fouette mon visage), en amplifiant nos qualités (et même parfois nos souffrances), avec poésie et emphase (on a le droit d'exagérer ce qui existe) et sans mentir (pas question d'amplifier quelque chose que nous inventons).

Voici d'autres consignes tirées notamment de son livre :

- Il s'agit de s'envoyer des fleurs à soi-même, allègrement et sans retenue.

- Une règle clé : l'amplification. Pas question d'être timide, de faire petit : « Vous restreindre, vivre petit, ne rend pas service au monde [...]. Au fur et à mesure que nous laissons briller notre propre lumière, nous donnons inconsciemment aux autres la permission de faire de même[1]. » Lorsque vous parlez de vos qualités, exagérez. Ne vous contentez pas de dire que vous êtes courageux.

---

1. Extrait de *A Return to Love* de Marianne Williamson, repris par Nelson Mandela lors de son intronisation comme président de la République d'Afrique du Sud en 1994.

Vous êtes le tigre des montagnes ! Pensez que vous allez lire votre texte devant les autres. Faites en sorte que l'on s'exclame en vous écoutant, que votre public pense : « Chouette ! Quelle chance j'ai de connaître cette personne-là ! » Grâce à l'amplification, nous abandonnons l'habitude rationnelle du contrôle et accueillons des images, les métaphores qui nous habillent et disent ce qui nous habite. Elles parviennent à traduire en mots ce qui vient de l'âme et que j'accueille.

▶ Condition incontournable : tout doit être vrai, authentique, même si la bravoure du tigre que nous proclamons est le courage d'une souris ! Le peu de vrai suffit et permet une amplification généreuse.

▶ L'important, c'est de « quitter la tête ». D'oser plonger dans l'enfance, dans quelque chose d'intact qui se dit à l'intérieur de nous...

▶ Vous pouvez commencer par « Je suis... », mais ça n'a rien d'obligatoire. Laissez-vous aller, suivez l'idée qui se présente, elle vous mènera vers une autre, puis une autre encore.

▶ Peut-être avez-vous le sentiment qu'il faut savoir écrire. Détrompez-vous. Vous allez être surpris par ce qui peut surgir de votre plume. Ne la contrôlez pas, laissez-la vous révéler.

Un beau dessin valant mieux qu'un long discours, voici un exemple de *kasàlà*. Je remercie Priscilla qui a accepté que je le publie.

Je suis...

Je suis la fille du soleil et de l'Everest.
Je suis forte comme un roc, fragile comme du cristal qui se brise en mille morceaux.
Je suis l'oiseau aux mille couleurs.
Je suis l'orage qui éclate, le tonnerre qui gronde, la pluie qui inonde et qui lave.
Je suis un torrent qui dévale, qui emporte tout sur son passage, qui creuse un nouveau chemin.
Je suis le carillon qui sonne la fin de la guerre et le début d'une nouvelle ère.
Je suis l'eau et le feu.
Je suis un feu d'artifice.

Je suis le Bossu de Notre-Dame qui porte tous les fardeaux du monde.
Je suis l'Aimée qui fait frissonner de désirs son bien-aimé.

Je suis le papillon qui caresse de ses ailes légères les bobos des enfants pour les guérir et essuyer les larmes.
Je suis le lion, roi de la jungle, qui commande et se fait obéir.
Je suis vivante !

Rédiger puis partager publiquement son *kasàlà* nous aide à mieux nous accepter et nous apprécier. C'est un moment intense de plaisir et de bonheur.

En pratique, pour profiter pleinement de cette expérience, je vous recommande, comme pour l'enquête appréciative, de l'organiser sous forme d'une réunion entre amis, par exemple un dîner. Je mets à votre disposition, sur mon site, des ressources pour vous aider dans cette organisation.

Dans ce chapitre, nous avons pu commencer à identifier ce que signifie « être un bon ami pour soi ». En testant quelques pratiques, nous avons peut-être aussi eu un avant-goût des sensations que cela provoque en nous, des bienfaits que cela apporte. Dans le chapitre suivant, nous allons explorer en détail une source d'énergie puissante pour l'auto-amitié : la compassion.

4 La compassion, énergie de l'auto-amitié

L'avion n'a pas décollé depuis plus de trois minutes que ce bébé se met à pleurer. Pourquoi est-il installé juste derrière moi ? Je ne sais pas comment cela se passe pour vous mais quand je prends l'avion et qu'un enfant commence à hurler, il est toujours à moins de trois mètres de moi. À croire qu'ils le font exprès dans les compagnies aériennes !

J'aimerais pouvoir continuer à lire tranquillement mais ces cris m'empêchent de me concentrer. Je tente une minute de respiration consciente, impossible de ne pas me laisser happer par cette sirène ! Je commence à râler sec : ces parents pourraient prendre soin de leur enfant et le faire taire ! Ils ne sont pas seuls à voyager quand même... Quel manque de respect ! Je vais leur dire ce que je pense de leur manière de faire... Et tout d'un coup, un éclair de lucidité me ramène sur terre, si vous me permettez l'expression. Je remonte dans le temps : un avion m'emmenait en vacances avec mes propres enfants. Je me suis souvenu des cris de mon fils âgé d'un an à peine, dont les

> « Si vous souhaitez que les autres soient heureux, mettez votre focus sur la compassion ; si vous voulez être heureux vous-même, mettez votre focus sur la compassion »
> (Dalaï-Lama).

oreilles sensibles souffraient de la dépressurisation et qui s'affolait à cause de cette douleur. Je me suis rappelé les sentiments que j'avais ressentis à son égard : compréhension, empathie, sympathie même (je souffrais de sa souffrance) et compassion ; je désirais du fond de mon cœur qu'il arrête de souffrir et je faisais tout ce qui était en mon pouvoir pour soigner sa souffrance et abréger celle de nos voisins.

Revenant dans le présent, les pensées que je venais d'avoir envers ce bébé et ses parents ont totalement changé. Tout d'un coup, je les comprenais, je devinais ce qu'ils pouvaient ressentir et je désirais, du fond du cœur aussi, que cette douleur disparaisse, non plus pour que je puisse lire en paix, mais pour que ce bébé cesse de souffrir et que ses parents retrouvent leur tranquillité, leur bien-être.

OBSERVONS CE PROCESSUS DE COMPASSION

Si l'on regarde ensemble le cours de cette histoire, nous pouvons identifier plusieurs notions proches et cependant différentes, qui expliquent le processus de compassion vis-à-vis d'autrui et nous seront utiles pour la suite.

1. Dans un premier temps, lorsque le bébé se met à pleurer, je ne porte mon attention que sur ma propre frustration. Je me retrouve en colère et je ne me sens pas bien.

2. Un changement s'opère en moi lorsque je me souviens d'une expérience similaire vécue avec mon fils.

3. Ce souvenir me permet de :

- mieux comprendre ce qui se passe (compréhension) ;
- me faire une idée relativement claire de ce que cette situation peut générer chez le bébé et ses parents (empathie cognitive) ;
- me mettre à la place de l'enfant et de ses parents, avoir « le sens de l'autre », de leurs souffrances et émotions (sympathie ou empathie émotionnelle), sans pour autant souffrir moi-même de cette douleur ;

- sortir de mon jugement rapide (ces parents n'ont pas le respect des autres passagers) et considérer la situation dans toute sa complexité ;
- faire naître en moi un désir authentique de soulagement pour ces personnes (compassion) ;
- ressentir pour eux et à l'intérieur de moi la présence d'un sentiment de chaleur humaine (gentillesse, amabilité) bien agréable et bien utile pour faire rayonner l'empathie, la compassion (et contribuer à ce que le calme revienne dans l'avion).

ÉVITONS LES DÉBORDEMENTS DE SYMPATHIE !

Le mot « sympathie » est communément utilisé pour parler de partage d'émotions chaleureuses. En fait, il vient du grec *syn* « ensemble » et *pathos* « souffrance ». Il exprime donc (aussi) l'idée de « souffrir ensemble ». L'excès d'une telle sympathie peut être contre-productif. En effet, si notre ressenti de la douleur de l'autre est trop intense, si nous ne parvenons pas à tolérer avec calme et ouverture la détresse de l'autre, nous courons le risque de nous laisser submerger par l'émotion.

Cela peut, par exemple, être le cas lorsque, pour tenter de mieux nous imaginer la souffrance de l'autre, nous réactivons consciemment ou pas des souvenirs personnels très chargés émotionnellement. Petite anecdote : lors de l'enterrement d'un proche, je souhaitais exprimer ma compassion devant la douleur d'un membre de la famille. Une émotion si forte m'a envahi que je me suis mis à pleurer dans ses bras sans plus pouvoir lui être d'aucun secours, à tel point que c'est lui-même qui a été amené à me consoler !

Pour pouvoir faire preuve de compassion (pour soi ou pour les autres), il est important à la fois de comprendre la situation dans toutes ses dimensions, y compris émotionnelles, et de ne pas nous laisser submerger par nos émotions. Celles-ci nous priveraient de ressources utiles pour réagir de manière adéquate.

COMPASSION, AUTO-COMPASSION ET BIEN-ÊTRE

Compassion et auto-compassion jouent un rôle déterminant dans notre bien-être. Depuis de nombreuses années, le professeur Paul Gilbert y consacre une part importante de son travail de recherche et de sa pratique (il enseigne la psychologie clinique à l'université de Derby), et a notamment publié *Compassion Focused Therapy* (*Thérapie orientée vers la compassion*).

Dans cet ouvrage, il explique que les personnes souffrant d'excès de honte et d'autocritique ont des difficultés à être aimables avec elles-mêmes, à ressentir une chaleur intérieure ou à être auto-compassionnelles. Souvent, ces souffrances trouvent leur origine dans des expériences traumatisantes (moqueries, débordements émotionnels dans la famille ou déficit d'affection, abus sexuels). Ces personnes deviennent alors extrêmement sensibles à tout risque de rejet social ou aux critiques d'un monde extérieur qu'elles considèrent hostile. Elles peuvent rapidement devenir critiques et même agressives envers elles-mêmes. Leur monde intérieur devient, lui aussi, hostile.

Lorsque ces personnes s'engagent en thérapie, il se peut qu'avec le temps, elles acquièrent une capacité à trouver des alternatives constructives à leurs pensées et croyances négatives. Malgré cela, leur thérapie ne porte pas ses fruits. Pourquoi? Parce que les pensées alternatives qu'elles parviennent à imaginer restent dans le registre du mental. Elles ne parviennent pas à générer en elles de réels sentiments de contentement, de sécurité ou de chaleur humaine, que ce soit dans leurs relations avec les autres ou avec elles-mêmes.

Pour comprendre ce phénomène, Gilbert a étudié les mécanismes et systèmes qui nous permettent de nous sentir rassurés, contents ou en sécurité. Ils vont nous permettre de mieux comprendre ce qui se passe, pourquoi ça se passe comme cela et comment faire pour que ça se passe autrement.

UN CADRE SCIENTIFIQUE POUR COMPRENDRE NOS FONCTIONNEMENTS

Comme d'autres avant lui, le professeur Gilbert a fortement simplifié, à des fins pédagogiques, la complexité du fonctionnement du cerveau et les résultats de certaines recherches en neuropsychologie. Il nous propose de distinguer trois sortes de systèmes de régulation des émotions. Ceux-ci cohabitent en chacun de nous, interagissent et peuvent même s'opposer :

- menaces et protection ;
- mobilisation, recherche de ressources et excitation ;
- contentement, apaisement et sécurité « sociale ».

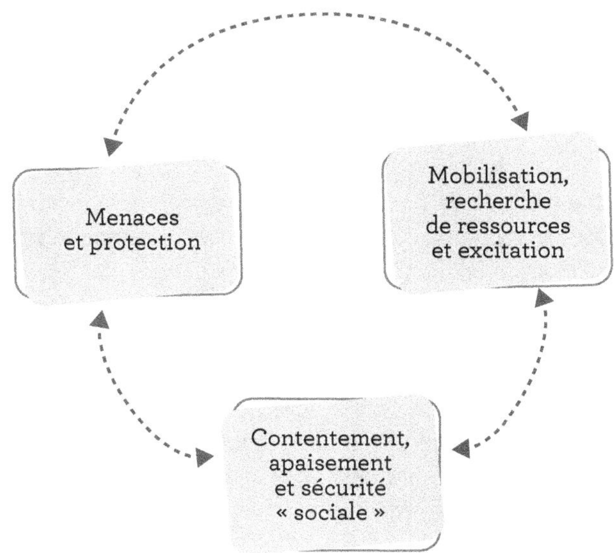

Schéma inspiré par P. Gilbert, *The Compassionate Mind*.

Menaces et protection : se protéger contre les dangers

Le premier de ces systèmes vise à la détection des menaces et notre protection. Il nous aide à identifier rapidement les dangers et génère des émotions comme l'anxiété, la colère ou le dégoût. Celles-ci envahissent notre corps, nous alertent et nous incitent à agir rapidement pour assurer notre survie. Les trois principaux comportements qui en découlent sont la lutte, la fuite et la soumission. Ils sont souvent une réaction automatique apprise suite à nos premières expériences. Ils s'accompagnent aussi de « biais cognitifs » : des erreurs de jugement qui nous conduisent, par exemple, à accepter des conclusions de manière trop hâtive et simpliste, ou à privilégier notre sécurité au détriment de celle des autres[1]. Pour assurer la survie, ce système « menaces et protection » a la faculté de court-circuiter les autres systèmes. Dès lors, les réactions qu'il génère peuvent provoquer « contre notre gré » des tensions, des conflits, de la confusion...

Mobilisation, recherche de ressources et excitation

Ce deuxième système de régulation de nos émotions nous oriente vers les ressources et récompenses utiles à notre vie, comme la nourriture, les partenaires sexuels, les alliances, les lieux de vie... La fonction de ce système est de générer en nous des émotions positives qui nous donnent de la motivation et de l'énergie pour assouvir nos besoins. Ce système basé sur les désirs et la quête de plaisir nous oriente vers nos objectifs vitaux (alimentation, reproduction, sensations...). Quand nous les atteignons, nous ressentons du plaisir et de l'excitation. Mais ils ne sont pas pour autant des gages de bonheur, parce que ces sensations sont liées à l'atteinte du résultat (la récompense, le succès) et s'estompent très rapidement.

---

1. Les psychologues appellent ça *better safe than sorry*.

Contentement, apaisement et sécurité « sociale »

Lorsque les animaux (que nous sommes aussi) n'ont pas à se préoccuper de menaces et qu'ils disposent d'assez de ressources, ils peuvent vivre des moments de « contentement ».

Ce contentement n'est pas simplement l'absence de danger et la mise en veilleuse du système de protection. Il ne s'agit pas non plus des émotions positives associées au système « mobilisation et récompense ». Il s'agit ici de paix intérieure, de bien-être et de quiétude, un état dans lequel « on n'est pas en train de chercher ».

Ces sentiments de bien-être et de contentement résultent de la production, par le corps, d'hormones dites « opiacées » dont l'ocytocine. Les psychologues évolutionnistes expliquent le développement de ce troisième système par le besoin vital qu'ont les mammifères d'adopter les comportements d'attachement indispensables à la prise en charge et aux soins de leurs petits.

Par exemple, on savait déjà que les chiens, les dauphins et les éléphants démontraient des capacités d'empathie. Des chercheurs du Yerkes National Primate Research Center de l'université d'Emory ont été un pas plus loin. Ils ont montré que des rongeurs consolaient un des leurs après que celui-ci a été blessé. Se regroupant près de l'animal en détresse, ils ont commencé à lécher et toiletter sa fourrure pour le réconforter.

Un des points clés cités par Gilbert est précisément l'impact de ce comportement (prendre soin de l'autre) pour stimuler le développement de ce troisième système d'apaisement et de sécurité intérieure.

QUAND LE SYSTÈME D'APAISEMENT N'EST PAS ASSEZ ACTIVÉ

Chez de nombreuses personnes, le système d'apaisement n'est pas assez activé. Cela peut être parce que ces personnes ne côtoient pas assez souvent des personnes bienveillantes. Ou parce qu'elles n'ont pas appris à s'apprécier elles-mêmes ou à prendre soin d'elles au niveau affectif, ou parce qu'elles pensent ne pas mériter d'être l'objet de gentillesse… Dans ce cas, leur vie est pilotée par les deux autres systèmes. Elles courent derrière des plaisirs immédiats qui ne leur apportent malheureusement aucune satisfaction durable, puis basculent dans l'anxiété : peur de dangers réels ou imaginaires, craintes pour leur avenir économique, affectif, physique… Selon le psychiatre Christophe André, « le déficit d'auto-compassion… est un phénomène transversal, commun à presque toutes les pathologies, qu'il s'agisse de dépression, de phobie sociale, de trouble de conduites alimentaires – anorexie ou boulimie –, d'alcoolisme, etc. ».

Que retenir de la métaphore des trois systèmes ? Tout simplement que, pour trouver un bon équilibre dans notre vie et contribuer à celui de notre entourage, il est important de prendre soin de notre contentement. Nous avons besoin de gentillesse, de bienveillance et de compassion pour activer notre système d'apaisement et de sécurité « sociale », porteur de gentillesse et d'affection. C'est ce que nous faisons en pratiquant l'auto-compassion. Ainsi il peut prendre sa place et assurer naturellement son rôle de médiation avec les deux autres systèmes. Les trois systèmes cohabitent alors en harmonie et contribuent à notre équilibre, notre paix intérieure, notre bien-être, notre épanouissement et notre bonheur.

COMMENT S'APAISER LORSQU'ON VIT UN MOMENT PÉNIBLE ?

Lorsqu'une personne est confrontée à des difficultés, il peut lui arriver de se sentir plus faible, vulnérable, fragile, triste. Si nous croisions un ami dans cet état, nous pourrions spontanément avoir envie de le prendre dans nos bras pour le réconforter. Lorsque c'est à nous que ce moment de faiblesse arrive et que nous sommes seul, ce geste ne nous paraît pas naturel. Or nous pouvons aussi être l'ami réconfortant dont nous aurions besoin et nous prendre nous-même dans les bras ou nous mettre les mains sur le cœur. Le fait que cet enlacement tendre vienne de nous-même n'en change pas l'impact bénéfique. Notre corps prend ce qui vient d'où que cela vienne ! Si vous trouvez la chose étrange, essayez, et observez ce que ça vous fait.

PETIT MOMENT D'AUTO-RÉCONFORT

Je vous propose deux manières de vous offrir de petits moments d'auto-réconfort : l'une plutôt douce, l'autre plus dynamique. Essayez-les pour voir ce qui vous convient.

Version douce

Devant un gros stress, qu'il s'agisse d'un moment de tension, d'anxiété, de tristesse, de fragilité ou d'abattement, prenez-vous tendrement dans les bras. Serrez-vous comme vous le feriez pour une personne qui vous est très chère, avec l'intention de vous faire du bien, de vous apporter tendresse, amour et réconfort. Vous pouvez vous caresser doucement le bras, les épaules ou le haut du dos. Ou simplement croiser vos avant-bras et poser doucement mais fermement vos mains sur votre buste. Sans juger la situation, autorisez-vous à ressentir les bienfaits que provoquent en vous ces marques d'affection, de gentillesse, de compassion. Comment ça se passe « à l'intérieur » ? Quelles sensations vous envahissent ? Profitez bien de ce moment. Parfois, lorsqu'on est authentique, des larmes viennent, accueillez-les simplement, sans chercher à calmer trop rapidement votre peine. Nous avons besoin de prendre conscience de nos douleurs et de les accepter pour pouvoir vraiment en prendre soin. Sinon, nous ne faisons que les masquer, les nier ou les enfermer. Et, tôt ou tard, elles ressurgiront dans notre vie, plus vives encore.

Version dynamique

Ayant vécu à Buenos Aires pendant plus d'un an, j'ai eu la chance de me faire quelques amis argentins et de découvrir grâce à eux l'expérience d'un vrai *abrazo*. Quand deux amis se rencontrent, ils se donnent une sorte d'accolade. Un peu comme les *hugs* des vieux mafieux italiens dans les films de Coppola : on se serre dans les bras et on se tape assez énergétiquement dans le dos ou sur le haut des épaules.

Dans des moments difficiles, si vous ne vous sentez pas prêt pour l'étreinte douce, essayez ce geste *a priori* plus « viril » et néanmoins très amical. Si vous pratiquez l'*abrazo* comme il se doit, avec un véritable élan de sympathie, il est possible de ressentir une bouffée de chaleur affective bien agréable et consolante.

Chez moi, ça marche.

Si c'est difficile pour vous, ne serait-ce pas parce que vous en avez d'autant plus besoin ?

PRENDRE CONTACT AVEC NOTRE COMPASSION

Sauf cas extrêmes et pathologies lourdes, nous avons tous des capacités de compassion en nous. Pour certains, se faire une idée claire de ce dont il s'agit n'est cependant pas évident. Offrons-nous un avant-goût de compassion avant d'explorer plus en profondeur ce qui la compose.

LA COMPASSION VUE DE L'INTÉRIEUR

Vous n'êtes peut-être pas un acteur-né, mais il est probable que, à certains moments de votre vie, vous ayez endossé une personnalité un peu différente de la vôtre pour vous adapter à un contexte familial, social ou professionnel. Combien d'entre nous, par exemple, adoptent un accent suisse ou méridional pendant leurs vacances ?

Je vous propose de jouer pendant quelques minutes le rôle d'un être plein de compassion. Et, comme tout acteur qui se respecte, l'apprentissage de ce rôle commence par l'identification à quelques personnes emblématiques. Si je dois jouer un rôle de cow-boy, j'ai en tête Lucky Luke, Billy the Kid, Jesse James, John Wayne, Clint Eastwood... Je peux visualiser leur manière de bouger, de penser, leur état d'esprit... À partir de là je peux imaginer comment jouer ce rôle le plus réalistement possible.

Votre personnage est donc quelqu'un plein de compassion. Pour commencer votre « composition », pensez à une personne qui représente, à vos yeux, cette qualité. Ça peut être une mère aimante que vous imaginez en train de prendre soin avec tendresse de son nouveau-né. Ou un enfant qui caresse son chien. Ou le Dalaï-Lama qui visite des populations en détresse après un tremblement de terre et leur transmet sa sagesse, son amour, son soutien, son désir profond que leur détresse se résolve. Qui avez-vous en tête ?

Quelles sont les qualités de cette personne pleine de compassion ? Pensez, par exemple, à la sagesse, une grande maturité, une force intérieure, de la chaleur humaine, de la bonté, de la générosité, de la gentillesse, le sens des responsabilités, la capacité de compréhension que lui confère son humanité, son indulgence, son désir profond de changements positifs... À quoi d'autre pensez-vous ?

Maintenant que vous avez vos références, il est temps d'endosser votre rôle. Visualisez cette personne pleine de compassion, fermez les yeux et ressentez en vous toutes les qualités citées ci-dessus. Prenez le temps de leur donner vie. Où les situez-vous à l'intérieur de votre corps ? Quel ressenti leur présence en vous provoque-t-elle ? Pour les ancrer, vous pouvez par exemple placer une main à l'endroit où vous les sentez. Quel effet cela vous fait-il ? de la chaleur ? un pétillement ? une sorte d'expansion ? Enregistrez toutes ces sensations et les idées qui y sont associées dans votre esprit. Prenez note de quelques souvenirs de cette expérience. Ils vous seront utiles pour la suite.

De la compassion à l'auto-compassion, il n'y a qu'un pas que nous pouvons franchir maintenant. Il s'agit tout simplement d'orienter cette compassion vers nous-même. Pour apprendre à la développer, commençons par mieux la comprendre.

Quand on a demandé au Dalaï-Lama de préciser si l'objet de la compassion pouvait être soi-même, il a répondu :

> *« D'abord vous-même, puis, progressivement, cette aspiration va inclure les autres. D'une certaine manière, des niveaux élevés de compassion ne sont qu'un état avancé de cet intérêt pour soi-même. Voilà pourquoi il est difficile pour les gens qui ont un fort sentiment de haine de soi d'avoir une réelle compassion envers les autres. Il n'y a pas d'ancrage, aucune base de laquelle démarrer. »*

LES TROIS PILIERS DE L'AUTO-COMPASSION

Selon Kristin Neff, l'auto-compassion réunit trois attitudes fondamentales :

▶ *La gentillesse avec soi-même*, c'est-à-dire se considérer avec bienveillance, faire preuve de douceur et de compréhension envers soi, comme le ferait le meilleur ami que nous puissions avoir. C'est le cœur de l'auto-amitié.

▶ *La reconnaissance de notre humanité commune.* En comprenant que nous partageons tous cette nature humaine faite de qualités et d'imperfections et cette aventure de la vie d'être humain, nous sortons de notre isolement et de notre enfermement dans notre propre douleur.

▶ *La pleine conscience de soi et de nos expériences*, qui nous permet d'envisager chacune d'elles avec une attention mesurée, sans exagérer notre souffrance ni l'ignorer.

Premier pilier : la gentillesse avec soi-même

Telle que Neff la décrit, la gentillesse avec soi se manifeste par une ouverture de cœur : nous nous laissons toucher par nos propres souffrances, nos faiblesses et nos échecs ; nous acceptons des aspects de nous que nous n'aimons pas.

C'est faire preuve de cette auto-amitié dont nous venons d'explorer les bienfaits. Cette attitude s'accompagne d'un désir de bien-être, d'un élan qui pousse à prendre soin de nous, à guérir, soigner, aider et soulager notre souffrance personnelle, mais aussi de générosité envers soi, de chaleur, d'accueil et de considération pour soi.

Approfondissons maintenant les deux autres attitudes citées.

Deuxième pilier : la reconnaissance de notre humanité commune

« Un être humain est une part de ce tout que nous appelons l'univers, une part limitée dans le temps et dans l'espace. Nous vivons l'expérience de nous-même, de nos pensées et de nos sentiments, comme quelque chose qui est séparé du reste. Une sorte d'illusion d'optique de la conscience. Cette illusion est une sorte de prison pour nous, qui nous restreint à nos désirs personnels et à l'affection des quelques personnes les plus proches de nous. Notre tâche doit être de nous libérer de cette prison en élargissant notre cercle de compassion pour y inclure toutes les créatures vivantes et l'ensemble de la nature dans sa beauté. La vraie valeur d'un être humain est déterminée par ceci : dans quelle mesure et quel sens est-il parvenu à se libérer de lui-même. Une manière substantiellement nouvelle de penser est indispensable si l'humanité souhaite survivre » (Albert Einstein[1]).

Rappelez-vous Marie, Max et Cécile : chacun d'eux se sent nul, inadapté, incapable. Ils pensent qu'ils ne sont pas « assez bien » pour mériter d'être acceptés, appréciés, aimés pour ce qu'ils sont. Ils

---

1. Selon *The New York Times* (29 mars 1972) et *The New York Post* (28 novembre 1972), cette citation provient d'une lettre écrite par Albert Einstein en 1950.

ressentent, chacun à sa manière, de la honte. Ils aimeraient tellement « être mieux ». Ils ressentent de la solitude même lorsqu'ils sont en famille ou en société. Et, bien sûr, ils croient être les seuls à connaître de tels sentiments.

Oser s'écarter de nos diktats culturels

C'est compréhensible : autour de nous et dans les médias, le succès est devenu la norme. Rares sont ceux qui révèlent leurs douleurs, leurs difficultés, leurs erreurs, leurs doutes, leur faiblesse, leur vulnérabilité… Les personnes qu'on nous montre sont celles qui vont au bout de leurs convictions, avec courage et détermination, et qui réussissent brillamment. Les acteurs, chanteurs, animateurs, journalistes sont beaux, forts, intelligents, audacieux. À la fin des films, les héros gagnent.

Marie, Max et Cécile ressassent des jugements négatifs sur eux-mêmes, car ils cherchent sans cesse à se rassurer quant à leur valeur, leur « amabilité » (c'est-à-dire la capacité à obtenir de l'amitié ou de l'amour de la part des autres). Pour cela, ils évaluent en permanence leur personne et leurs qualités en se comparant aux autres ; ils sont hypervigilants par rapport à leurs imperfections et cherchent à les corriger, les masquer, les oublier… Leur questionnement permanent ressemble à quelque chose comme : « Que pourrait-il y avoir de défaillant chez moi qui ferait que, si les autres le découvraient, ils me rejetteraient ? » Chacun d'eux tente, à sa façon, de minimiser cette souffrance en l'anesthésiant : festivités alcoolisées entre copains et séduction pour Max ; calmants et somnifères pour Cécile ; oubli de soi et activité permanente au service de Bernard et des autres pour Marie.

Le problème avec la honte, c'est que moins on en parle, plus on la ressent. Or nous en ressentons tous. Les seules personnes qui n'en éprouvent pas sont celles qui sont incapables d'empathie ou de relations humaines, les psychopathes ou les morts.

La perfection n'est pas de ce monde

Comme Marie, Max et Cécile, beaucoup d'entre nous auraient préféré que la loterie génétique nous ait fait bénéficier de l'option « certifié parfait » : une vie qui se déroule sans embûche ; la capacité de faire facilement et avec succès tout ce que nous souhaitons entreprendre ; l'assurance que les choses se déroulent comme nous les prévoyons. Un long fleuve tranquille.

La vérité, c'est que la perfection n'est pas de ce monde. Ou, comme le disent les bouddhistes : « La seule perfection, c'est l'imperfection. » La clé consiste à l'accepter, comme j'ai été amené à le faire dans le contexte que voici.

J'écris ces lignes un jeudi après-midi. En fait, deux mois plus tôt, j'avais décidé de consacrer toute une semaine à l'écriture. Je m'y suis mis dès lundi matin, pensant que l'inspiration coulerait de source. J'allais me connecter, m'asseoir derrière mon ordinateur et produire. Mais ce fut le désastre : impossible de rédiger la moindre ligne qui tienne la route. Pendant trois jours complets, j'ai procrastiné. J'ai passé mon temps à corriger d'anciens textes, regarder des conférences en vidéo, feuilleter mes notes et les synthétiser, lire des conseils sur l'écriture et la concentration... J'ai râlé contre moi-même, je me suis battu avec mon manque de volonté, j'ai décidé chaque jour que le lendemain serait différent. J'ai soigné mon alimentation, mon sommeil, ma condition physique et psychique... J'ai médité, fait la sieste. Rien n'y a fait. Et puis, enfin, j'ai accepté le fait que je ne bénéficiais d'aucune « garantie de productivité », que je n'étais qu'un humain, avec un cerveau, des limites et des défaillances comme les autres. Je me suis traité avec gentillesse, compréhension, bienveillance. Je me suis souri, je me suis encouragé, mais sans plus me mettre la pression que je m'imposais en début de semaine. Et, comme par magie, les idées sont réapparues. Je vois les mots apparaître à l'écran en ce moment même, et je m'en réjouis.

Oui, nous sommes imparfaits. Et nous n'y pouvons rien. Ça fait partie de notre nature humaine, de notre héritage génétique et épigénétique, c'est-à-dire de notre ADN, et de l'environnement et la culture qui nous imprègnent.

Comprendre nos processus de filiation pour devenir plus humains

Regardons la vie de Marie, par exemple. Depuis qu'elle est enfant, son père la dénigre, lui dit qu'elle est une bonne à rien, que les femmes doivent obéir aux hommes… C'est d'ailleurs ce que faisait sa mère. Marie a entendu et souffert de tels propos pendant toutes les années où elle a forgé sa personnalité. Il est donc plus que compréhensible qu'elle ait une si mauvaise image d'elle-même aujourd'hui. Comme chacun de nous, Marie a acquis la majorité de ses croyances et compétences par imitation et « absorption ». Elle n'a pu choisir ce processus d'apprentissage. Il est naturel, inné, lié lui aussi à notre condition humaine.

Si Marie pouvait interroger ses parents sur leur enfance, elle comprendrait sans doute mieux pourquoi son père et sa mère pensent et agissent comme ils le font. Elle verrait qu'ils tiennent eux-mêmes cet héritage de leurs propres parents qui l'avaient hérité des leurs, etc. Chaque génération a connu son lot de souffrances, de frustrations, d'humiliations, de brimades… et en a tiré le meilleur parti possible, ni plus ni moins.

Développer une conscience plus aiguë de cette filiation et de cette interdépendance nous rend plus humains, plus liés, plus modestes aussi. Non, personne n'est parfait. Personne n'a tous les pouvoirs. La condition humaine est notre chance et notre limite. Impossible d'y échapper !

Au lieu de s'en vouloir, Marie, Max et Cécile pourraient élargir leur champ de perception ou de compréhension. Ils verraient à quel point, autour d'eux, hier, aujourd'hui, demain, des millions de personnes se trompent, échouent, font de mauvais choix, stagnent, culpabilisent, dépriment, souffrent… Ceux qui prétendent que ça ne leur arrive pas ont simplement une mauvaise mémoire, de la mauvaise foi ou une fragilité interne qui les empêchent de voir ou de reconnaître leur imperfection.

Apprendre à chérir notre vulnérabilité commune

La chercheuse Brené Brown a beaucoup travaillé sur ces sujets : l'imperfection, la honte, le courage. Avec plus de 24 millions de vues, son exposé sur la vulnérabilité se classe parmi les dix conférences TED les plus regardées (si vous ne l'avez pas encore vue, faites-le ; elle est disponible en version anglaise sous-titrée en français).

Lorsqu'elle a commencé ses recherches, Brené Brown a décidé de les consacrer aux relations humaines, car c'est ce qui nous anime tous ou presque.

Si vous en doutez, l'étude *Harvard Study of Adult Development* citée plus haut vous le confirmera. Depuis plus de soixante-quinze ans, des chercheurs suivent d'année en année sept cent vingt-quatre personnes issues de deux groupes d'hommes : d'une part, des étudiants de cette université et, d'autre part des garçons du quartier le plus pauvre de Boston. Ils ont été choisis pour l'étude spécialement parce qu'ils venaient des familles les plus en difficulté et les plus désavantagées du Boston des années 1930. Soixante de ces hommes vivent toujours. Ils ont plus de 90 ans. Une étude d'une telle durée est très rare et donc d'autant plus précieuse. Elle visait à répondre à une question centrale : « Qu'est-ce qui rend les gens heureux et en forme ? »

Robert Waldinger est le quatrième directeur consécutif de cette étude. Dans une conférence TED[1], il apporte une réponse claire et sans équivoque :

> *« Les bonnes relations nous rendent plus heureux et en meilleure santé. Nous avons retenu trois grandes leçons sur les relations. La première est que les connexions sociales sont très bonnes pour nous et que la solitude tue. Il s'avère que les personnes qui sont plus connectées socialement à leur famille, leurs amis, leur communauté, sont plus heureuses, sont physiquement en meilleure santé, et vivent plus longtemps que ceux qui sont moins bien connectés. Et expérimenter la solitude se révèle toxique. Les gens qui sont plus isolés des autres que ce qu'ils souhaiteraient s'avèrent moins heureux, leur santé décline en milieu de vie, leurs capacités mentales déclinent plus vite, et ils ont des vies plus courtes que les gens qui ne sont pas seuls. »*

Le choix du thème des relations humaines par Brené Brown est d'autant plus judicieux pour elle qu'elle considère celles-ci comme la raison de notre présence sur terre (et je partage son avis). Mais six semaines

---

1. Extrait de la conférence TED de Robert Waldinger, « What makes a good life ? Lessons from the longest study on happiness », www.ted.com – Traduction de l'auteur.

seulement après avoir commencé ses interviews, elle constate que, lorsqu'elle demande aux gens de lui parler d'amour, ils parlent de chagrin. Quand elle les interroge sur le sentiment d'appartenance, ils racontent leurs expériences les plus atroces, à savoir des moments où ils étaient exclus. Et, à propos de relations humaines, ils parlent d'isolement.

Mériter ou pas d'être en relation avec les autres

Brené Brown bute sur la chose qui détruit totalement les relations entre les personnes et qu'elle ne parvient pas à nommer. Approfondissant son enquête, elle découvre que cette chose n'est autre que la honte. À partir de là, elle identifie des pensées comme : « Je ne suis pas assez bien, mince, riche, beau, malin, reconnu dans mon travail... » Un cran plus bas, elle identifie une vulnérabilité qui pourrait être extrêmement douloureuse et dangereuse : l'idée que, pour pouvoir entrer en relation avec les autres, nous devons nous autoriser à nous montrer tels que nous sommes vraiment.

Désireuse d'approfondir encore, la chercheuse étudie à nouveau des centaines de témoignages : « Je les regroupe en deux catégories : ceux qui croient vraiment en leur propre valeur et ont un fort sentiment d'amour et d'appartenance, et ceux qui ont du mal avec ça, qui se demandent tout le temps s'ils sont assez bien. » À l'analyse, une seule variable différencie ces deux groupes. Les premiers pensent qu'ils méritent l'amour et le droit d'avoir une place dans la société. Il ne s'agit que de cela : ils pensent qu'ils le *méritent*.

Pour Brown, la chose qui nous prive de relations humaines est donc notre peur de ne pas mériter ces relations. Mais alors, qu'est-ce que les personnes qui croient les mériter ont en commun, que les autres n'auraient pas ?

Le courage de la vulnérabilité

La première chose qu'elle identifie, c'est un sens du *courage*. Et la chercheuse, de définir ce mot avec plus de précision :

> *« Il vient du latin* cor, *qui signifie "cœur" – sa définition originelle était : raconter qui nous sommes de tout notre cœur. Ainsi, ces gens avaient, tout simplement, le courage d'être imparfaits. Ils avaient la compassion*

Ce dernier point revenant à dire qu'il n'y a pas de relation avec les autres sans *authenticité*.

L'autre point commun identifié par Brown est *l'acceptation de la vulnérabilité*. Ces personnes pensaient que ce qui les rendait vulnérables les rendait également beaux. « Ils ne prétendaient pas que la vulnérabilité était confortable, ni qu'elle était douloureuse – comme entendu auparavant dans les entretiens sur la honte. Ils disaient juste qu'elle était nécessaire. Ils parlaient de la volonté de dire "Je t'aime" le premier, la volonté de faire quelque chose quand il n'y a aucune garantie de réussite, la volonté de ne pas retenir son souffle en attendant le coup de fil du médecin après une mammographie. Ils étaient prêts à s'investir dans une relation qui pourrait marcher, ou pas. Ils pensaient que c'était essentiel. »

Le grand paradoxe de la vulnérabilité

Enfin, ce que la chercheuse nous apprend encore, c'est que, si la vulnérabilité est au cœur de la honte, de la peur et de nos problèmes d'estime de soi, il semble qu'elle soit aussi source de joie, de créativité, du sentiment d'*appartenance*, de l'amour. Et Brené Brown révèle ce paradoxe : nous apprécions particulièrement le fait que les autres dévoilent leur vulnérabilité ; c'est alors que nous les trouvons les plus touchants, beaux, solides... Et nous pensons que dévoiler notre propre vulnérabilité nous rend faibles, infréquentables... Cherchez l'erreur !

Oser nous montrer tels que nous sommes vraiment

Oui, nous gagnons à oser nous montrer tels que nous sommes vraiment. Lorsque nous parlons avec authenticité aux autres de nos doutes, de

---

1. Extrait de sa conférence TED, www.ted.com, traduction de l'auteur.

nos faiblesses, de nos erreurs, de nos peurs, de nos moments de honte… Bref, quand nous partageons tout ce que nous essayons habituellement de masquer ou de combler par peur de paraître vulnérables et donc indignes d'amour ou d'amitié, alors nous créons les conditions de relations mutuellement plus intenses, plus riches, plus nourrissantes. Eh oui, c'est un paradoxe : en nous montrant vulnérables, nous sommes en fait plus forts, plus entiers, plus sympathiques aussi.

De plus, le courage dont nous faisons preuve en de telles circonstances est contagieux ; il ouvre un espace sécurisé aux autres, leur permettant, à leur tour, de révéler plus facilement leurs secrets, leurs imperfections, leur beauté.

Enfin, en prenant le risque de nous montrer tels que nous sommes vraiment, sans garantie d'être bien accueillis par les autres, en osant accepter de ne pouvoir tout contrôler ou prévoir, nous nous ouvrons à la vie. Et comme l'a dit joliment Goethe : « L'audace a du génie, de la puissance, de la magie. »

En acceptant notre vulnérabilité et en comprenant que celle-ci est intrinsèque à la condition humaine, nous pouvons aussi progresser dans deux domaines : d'une part, nous arrêtons de nous comparer constamment ; d'autre part, nous acceptons plus facilement ce qu'on appelle communément des échecs.

Pour en finir avec les comparaisons constantes

Nous l'avons vu, lorsque nous manquons d'auto-compassion, nous avons tendance à nous inquiéter en permanence de notre valeur. Et nous évaluons celle-ci en nous comparant aux autres. Cela peut nous conduire à des comportements totalement illogiques et autodestructeurs, tels ceux illustrés par deux études scientifiques.

Dans la première, un choix est offert à des personnes de vivre dans l'une de ces deux conditions : soit ils touchent un salaire annuel de 50 000 dollars alors que les autres n'en perçoivent que 25 000 ; soit un salaire de 100 000 dollars alors que les autres en gagnent 200 000. Étonnamment, contrairement à leur intérêt économique rationnel, c'est la première option qui est largement préférée. Préférer gagner moins dans l'absolu, mais plus que les autres. Dans la seconde étude, réalisée en 2001 par Daniel John Zizzo de l'université d'Oxford et Andrew Oswald de l'université de Warwick, des personnes peuvent diminuer le gain d'autres individus en cédant une partie de leurs propres gains. Près de deux tiers d'entre eux le font ! Ces études nous montrent qu'en nous comparant aux autres, nous nous comportons d'une manière contraire à nos propres intérêts.

Or la seule personne avec laquelle il peut être utile de se comparer, c'est la personne que nous étions hier ou précédemment. Si nous avons le sentiment d'avoir progressé, tout va bien. Ce qui nous rend vraiment heureux, ce n'est pas d'atteindre un but mais c'est le plaisir de progresser.

Et si nous avons l'impression d'avoir régressé, ne nous comparons pas mais cherchons à retrouver dans la personne que nous étions des qualités, des forces, des ressources, que nous pourrons mettre en œuvre dès maintenant afin que, demain, lorsque nous regarderons derrière nous, nous puissions nous réjouir de nos progrès.

Sommes-nous si différents que ça ?

Se comparer aux autres est d'autant plus dommageable que cela nous entraîne au-delà du champ de notre personne ; cette démarche se retrouve également au niveau de nos groupes d'appartenance, nos tribus, nos nations. Et elle contribue à diviser l'humanité. Nous nous considérons comme Français, Américains, Chinois... démocrates, socialistes, républicains... catholiques, musulmans, juifs, athées, agnostiques... supporters de telle ou telle équipe de football ou champion de tennis... anciens de cette école, de cette université... Et, bien sûr, nous considérons que ces groupes, nos groupes, sont supérieurs aux autres. C'est notamment pour cette raison que nous nous identifions à eux, parce que cette appartenance améliore la perception que nous avons de notre valeur personnelle.

Or, derrière chaque être humain, aussi puissant ou menaçant puisse-t-il paraître, se cachent la même fragilité, les mêmes doutes, les mêmes souffrances. En comprenant que nous partageons ces caractéristiques et des besoins similaires (être aimés, appréciés, nous sentir en sécurité, nous développer, entretenir des relations sociales épanouissantes...), nous pouvons effacer ces barrières, mieux nous comprendre, nous accepter.

Rappelez-vous cet exercice proposé aux personnes qui redoutent de devoir faire un exposé en public : on les incite à visualiser les personnes dans leur auditoire comme de jeunes enfants, ou des personnes en sous-vêtements. Du coup, les spectateurs cessent d'impressionner. Détachés de leur statut, ils apparaissent plus humains, plus accessibles. Et l'orateur trouve alors en lui le courage et les mots justes pour leur parler, de cœur à cœur.

En acceptant de reconnaître et de dévoiler notre vulnérabilité, nous arrêtons de nous comparer ; nous acceptons que nous sommes tout simplement humains. Cela contribue au renforcement de notre bien-veillance vis-à-vis de nous-même et des autres ; cela renforce notre capacité d'auto-compassion.

Il n'y a pas d'échec. Soit on réussit, soit on apprend !

Il y a quelque temps, j'interviewais le philosophe Vincent Cespedes sur le thème de son dernier ouvrage – *L'Ambition ou l'Épopée de soi* – et sur l'audace – un de mes sujets de prédilection[1]. Je l'ai questionné sur ses échecs. Sa réponse vous surprendra peut-être : « Je n'ai jamais connu l'échec. » Il a illustré cela en parlant de son agrégation de philosophie. Plutôt brillant à l'écrit, il arrivait en dilettante à l'oral. Et il a dû le passer cinq fois avant de le réussir. Pour lui, il ne s'agissait pas d'échec mais d'opportunités d'approfondir ses connaissances, sa culture philoso-phique, sa capacité à produire par lui-même des idées philosophiques.

Le philosophe illustre là avec brio l'état d'esprit d'apprentissage identifié par Carol Dweck, déjà cité.

Au-delà de ce regard sur la vie à propos de ce que nous pensons réussir ou rater, il m'a également été utile de prendre du recul par rapport aux fruits de mes efforts, d'accepter que « l'herbe ne pousse pas toujours

---

1. Voici le lien pour voir cette interview *www.daredo.net/fr/oser-l-echec.*

où on l'attend ». Entamant un projet dans le but d'atteindre un certain résultat, je me suis rendu compte que, au cours de son développement, les choses évoluaient, donnaient naissance à d'autres opportunités qui m'amenaient à un résultat bien différent de celui que j'escomptais, mais très satisfaisant. Si je m'étais arrêté à la déception de ne pas avoir atteint l'objectif initial, si j'avais considéré cela comme un échec, je n'aurais pas pu poursuivre mes efforts et obtenir les bons résultats inattendus qui en ont découlé. Une autre manière de constater cela consiste à regarder en arrière et à rechercher les fils conducteurs de notre parcours de vie. Souvent, alors, nous constatons que certains événements que nous avions considérés comme négatifs, certaines circonstances que nous avions perçues comme négatives nous ont, en définitive, été bénéfiques.

C'est ce que nous montre ce conte taoïste attribué à Lao Tseu.

Le pauvre paysan chinois et son cheval blanc

Un paysan chinois suscitait la jalousie des plus riches du pays parce qu'il possédait un cheval blanc merveilleux. Chaque fois qu'on lui proposait une fortune pour l'animal, le vieillard répondait : « Ce cheval est beaucoup plus qu'un animal, pour moi, c'est un ami, je ne peux pas le vendre. »

Un jour, le cheval disparut. Les voisins rassemblés devant l'étable vide donnèrent leur opinion : « Il était prévisible qu'on te volerait ton cheval. Pourquoi ne l'as-tu pas vendu ? »

Le paysan se montra plus dubitatif : « N'exagérons rien, dit-il. Disons que le cheval ne se trouve plus dans l'étable. C'est un fait. Tout le reste n'est qu'une appréciation de votre part. Comment savoir si c'est un bonheur ou un malheur ? »

Les gens se moquèrent du vieil homme. Ils le considéraient depuis longtemps comme un simple d'esprit.

Quinze jours plus tard, le cheval blanc revint. Il n'avait pas été volé, il s'était tout simplement sauvé et ramenait avec lui une douzaine de chevaux sauvages. Les villageois s'attroupèrent de nouveau.

« Tu avais raison, ce n'était pas un malheur mais une bénédiction.

– Je n'irai pas jusque-là, fit le paysan. Contentons-nous de dire que le cheval blanc est revenu.

Comment savoir si c'est une chance ou une malchance ? »

Les villageois se dispersèrent, convaincus que le vieil homme déraisonnait. Recevoir douze chevaux était indubitablement un cadeau du ciel. Qui pouvait le nier ?

Le fils du paysan entreprit le dressage des chevaux sauvages. L'un d'eux le jeta à terre et le piétina. Les villageois vinrent une fois de plus donner leur avis : « Pauvre ami ! Tu avais raison, ces chevaux sauvages ne t'ont pas porté chance. Voici que ton fils unique est estropié. Qui donc t'aidera dans tes vieux jours ? Tu es vraiment à plaindre.

– Voyons, rétorqua le paysan, n'allez pas si vite. Mon fils a perdu l'usage de ses jambes, c'est tout. Qui dira ce que cela nous aura apporté ? La vie se présente par petits bouts, nul ne peut prédire l'avenir. »

Quelque temps plus tard, la guerre éclata et tous les jeunes gens du pays furent enrôlés dans l'armée, sauf l'invalide.

« Vieil homme, se lamentèrent les villageois, tu avais raison, ton fils ne peut plus marcher, mais il reste auprès de toi tandis que nos fils vont se faire tuer.

– Je vous en prie, répondit le paysan, ne jugez pas hâtivement. Vos jeunes sont enrôlés dans l'armée, le mien reste à la maison, c'est tout ce que nous puissions dire. Dieu seul sait si c'est bien ou mal. »

Quelques mois plus tard, la guerre se termina. Certains n'en revinrent pas. D'autres rentrèrent, couverts de gloire et chargés d'un riche butin de guerre.

« Tu n'as pas de chance, dit le voisin, ton fils n'est pas revenu riche de la guerre.

– Est-ce une chance, est-ce une malchance ? Qui peut le savoir ? dit le paysan. Richesses vite accumulées, richesses vite dilapidées dit le proverbe. »

Et la misère revint, encore plus dure à supporter après une période d'abondance.

« Tu as de la chance, dit le voisin. Ton fils n'est pas rentré riche de la guerre, mais il n'est pas tombé dans cette misère noire et déprimante où sont en train de sombrer nos propres enfants.

– Est-ce une chance, est-ce une malchance, dit le vieux paysan. Qui peut le savoir ? »

Priorité à l'apprentissage

Tout ceci nous amène à l'idée suivante : les résultats que nous obtenons ont beaucoup moins d'importance que ce que nous avons l'habitude de leur accorder. Ce qui nous aide vraiment à progresser, ce sont les intentions qui nous animent, les efforts que nous mettons en œuvre au service de ces intentions et les apprentissages réguliers que nous faisons au fur et à mesure de nos avancées. Point !

Pour adopter cette philosophie de vie, cet état d'esprit, nous pouvons faire appel à la bienveillance que nous avons à notre propre égard, aux encouragements que nous nous prodiguons ou que nous recevons de notre entourage, à la compréhension profonde de notre humanité commune, de notre vulnérabilité d'humains ou encore à l'accueil et l'écoute intime, bienveillante et sans jugement de nos ressentis, de nos sensations, de nos émotions.

Pour terminer ce tour d'horizon du deuxième pilier de l'auto-compassion, je vous propose de prendre un moment pour explorer et apprécier notre humanité et vulnérabilité communes.

EXPLORONS ET APPRÉCIONS NOTRE IMPERFECTION HUMAINE

Nous sommes tous imparfaits. À côté de nos qualités, nous avons aussi des faiblesses, des manques, des « défauts », que nous cherchons à minimiser, masquer, corriger car ils détériorent l'image que nous avons de nous ou celle que nous aimerions montrer aux autres. En apprenant à apprécier ce que nous aimons peu ou que nous exécrons, nous créons une harmonie intérieure bénéfique.

1. Identifiez une facette de vous-même que vous n'aimez pas et que vous voudriez changer. Ce peut être, par exemple, une caractéristique physique (vous auriez aimé être plus grand ou mince, avoir un autre nez, des yeux d'une autre forme…), ou une sensibilité particulière (vous vous trouvez trop timide, peureux, irascible…), ou encore une tare (vous pensez manquer de talent artistique, de qualités sportives, d'élocution…).

2. Quelles émotions ressentez-vous lorsque vous pensez à ce « défaut », ce manque, cette tare… ? Cela peut être de la tristesse, une nostalgie, ou de la colère, de l'abattement, un sentiment d'injustice (pourquoi donc avez-vous cette caractéristique dont vous ne voulez pas ?)… Est-ce plutôt agréable, désagréable, neutre ?

3. Réfléchissez à ce dont vous pensez être privé à cause de ce « défaut » (pourquoi ne pouvez-vous pas être heureux, réussir ou rencontrer l'âme sœur… ?).

4. Connaissez-vous d'autres personnes dans votre entourage qui ont une tare similaire ? En prenant encore un peu de recul, combien d'autres personnes sur terre pourraient partager ce « défaut » ? Parmi celles-ci, combien en souffriraient et combien n'en souffriraient pas ?

5. Quels pourraient être trois avantages que ces personnes ou vous-même avez tirés ou pourriez tirer de ce « défaut » ? Par exemple, une personne dite « émotive » est généralement quelqu'un qui fait preuve d'une très grande sensibilité, d'une capacité de perception des émotions des autres bien supérieure à la moyenne. Et cette sensibilité peut représenter un atout considérable dans de nombreux métiers ou en création artistique.

6. Maintenant, pensez à des personnes qui ont la « qualité » qui vous manquerait ou n'auraient pas ce « défaut ». Qu'ont-elles de moins que vous ? Trouvez au moins trois points de différence. Si on reprend l'exemple précité, une personne peu émotive pourrait être dénuée de sensibilité et incapable d'entretenir des relations intimes profondes ou sincères, ou s'avérer toxique pour les autres.

7. D'où proviendrait votre « défaut » ? Quelle en serait l'origine, la cause ? Comment et par qui l'auriez-vous acquis ? Et comment et par qui ces personnes l'auraient elles-mêmes acquis ? Qui serait éventuellement coupable de quelque chose en cette matière ?

8. Que pourriez-vous faire dès aujourd'hui pour valoriser à vos propres yeux les qualités correspondant à ce « défaut » ?

9. Avec qui pourriez-vous échanger à propos de tout ceci, de manière telle que cela vous serait mutuellement bénéfique ?

10. Comment vous sentez-vous maintenant ?

Troisième pilier : la pleine conscience de soi et de nos émotions

La troisième attitude fondamentale contribuant à l'auto-compassion est la pleine conscience. Voilà bien un sujet souvent aussi maltraité que mal compris…

D'une part, prendre le temps d'être présent à soi est rare, tant nous sommes absorbés par nos occupations, nos échanges sociaux, nos écrans… Lorsque nous ressentons une petite anxiété, par exemple, plutôt qu'explorer les sensations qu'elle provoque ou d'en accueillir l'émotion, nous allumons une cigarette, prenons un petit verre ou visitons Facebook. Pas de temps à consacrer à cette partie de nous qui ressent un malaise ! D'autre part, si les médias parlent beaucoup de pleine conscience (*mindfulness* en anglais), cette notion souffre aussi d'un effet de mode et des excès qui l'accompagnent. Pour pratiquer la pleine conscience, il serait impératif de pratiquer la méditation zen, de rester assis en lotus pendant vingt à trente minutes chaque jour en se concentrant sur notre respiration et en veillant à ce que notre cerveau ne s'accroche à aucune pensée. Si ces pratiques sont évidemment bénéfiques, elles représentent pour beaucoup une forme d'idéal qui semble inaccessible ou ne pas leur correspondre, et, dès lors, ils abandonnent l'idée avant même de l'avoir expérimentée. Pour cette raison, j'ai adopté l'appellation « pleine conscience de soi et de nos émotions » et vous propose ici un chemin peut-être plus accessible. Car apprendre à passer du temps avec soi-même est essentiel à notre bien-être.

À l'image de ce que nous dit le philosophe et maître spirituel Krishnamurti dans *Le Livre de la méditation et de la vie* :

> « *La méditation n'est pas isolée de la vie. Quand vous êtes au volant, ou dans un autobus, quand vous bavardez sans but particulier, quand vous marchez seul dans un bois, ou quand vous regardez un papillon porté par le souffle du vent – prêter à toutes ces choses une attention sans choix fait partie de la méditation.* »

Pour mieux comprendre le sens et l'intérêt de la pleine conscience et découvrir comment la pratiquer, revenons un instant à certaines qualités identifiées chez une personne considérée comme un vrai ami :

- elle est presque toujours disponible quand j'ai besoin d'elle, et a du plaisir à passer du temps avec moi (et vice-versa) ;
- elle m'écoute vraiment, curieuse et ouverte ;
- elle démontre beaucoup de bienveillance, ne me juge pas, m'accepte et m'apprécie tel que je suis.

Une manière simple d'aborder la pleine conscience de soi consiste à pratiquer ces qualités à notre propre égard. Dans *Le Petit Prince*, Antoine de Saint-Exupéry propose une démarche séduisante :

> « – *Je ne puis pas jouer avec toi, dit le renard. Je ne suis pas apprivoisé. […]*
> – *Qu'est-ce que signifie "apprivoiser" ? […]*
> – *C'est une chose trop oubliée, dit le renard. Ça signifie "créer des liens"…*

Apprendre à s'apprivoiser

Méditer, dans le sens où je le pratique, consiste à m'observer et m'écouter vraiment, avec une infinie curiosité, sans le moindre *a priori* ni la moindre intention. Ressentir intimement ma présence, « ce qui est », et notamment mes émotions, sans chercher à les éviter, à les consoler ou à les changer, ni même à les nommer ou à les décrire.

Krishnamurti précise :

Oui, méditer, c'est simplement être présent avec soi, détendu et tranquille.

Imaginez par exemple la scène suivante. Votre patron ou votre client vous a confié une mission très importante avec, à la clé, une récompense plus que conséquente. Pendant un mois, vous vous donnez corps et âme à ce projet, vous vous dépassez quotidiennement, vous travaillez jour et nuit, n'ayant de cesse de le mener à bien dans le délai imparti. Et vous y parvenez. Votre récompense vous est remise accompagnée d'un agréable bonus : une semaine de vacances dans un superbe hôtel cinq étoiles sur une île paradisiaque. Vous voilà parti et vous vous installez sur un moelleux transat, les pieds dans l'eau. Vous vous sentez complètement détendu, fier du travail accompli, heureux d'être vous et confiant dans l'avenir. Cet état de détente, dégagé de tout effort, ne fait que donner une maigre idée de ce que les bouddhistes entendent par « paix naturelle », l'état que l'on peut atteindre par la pleine conscience de soi, pourvu qu'on la pratique sans en attendre le moindre résultat.

Comment développer cette présence à soi-même ?

Invitant le Petit Prince à la patience, le renard lui indique une voie utile pour chacun de nous :

> *« – Tu t'assoiras d'abord un peu loin de moi, comme ça, dans l'herbe. Je te regarderai du coin de l'œil et tu ne diras rien. Le langage est source de malentendus. Mais, chaque jour, tu pourras t'asseoir un peu plus près... [...] Il faut des rites.*
>
> *– Qu'est-ce qu'un rite ? dit le Petit Prince.*
>
> *– C'est aussi quelque chose de trop oublié, dit le renard. C'est ce qui fait qu'un jour est différent des autres jours, une heure, des autres heures. Il y a un rite, par exemple, chez mes chasseurs. Ils dansent le jeudi avec les filles du village. Alors le jeudi est jour merveilleux ! Je vais me promener jusqu'à la vigne. Si les chasseurs dansaient n'importe quand, les jours se ressembleraient tous, et je n'aurais point de vacances.*
>
> *Ainsi le Petit Prince apprivoisa le renard. »*

De fait, méditer est infiniment plus abordable que beaucoup ne le pensent, dès lors que nous comprenons qu'il suffit d'apprivoiser notre cerveau, en douceur, pas à pas. Sans urgence, ni attente de résultat, à l'image de nos premières rencontres avec ceux qui sont devenus nos amis. Nous faisions preuve, à leur égard, d'ouverture, de générosité, de confiance et de bienveillance. Dans son ouvrage *Bonheur de la méditation*, le maître Mingyour Rinpotché le confirme :

> *« Le mot tibétain pour "méditation" est* gom. *Il signifie littéralement "se familiariser". Dans la méditation bouddhiste, il est véritablement question de se familiariser petit à petit avec la nature de l'esprit, un peu comme on apprend à connaître de plus en plus intimement un ami. Il est rare que ça se fasse d'un coup. »*

Pour s'auto-apprivoiser, commençons par choisir un espace (temps ou physique) et un premier rituel.

Choisir un espace

Dans son best-seller *The Power of Myth*, Joseph Campbell précise :

> *« C'est une nécessité absolue pour tout le monde aujourd'hui. Vous devez avoir un endroit, ou une certaine heure ou une journée, où vous ne savez pas ce que les journaux ont dit ce matin, vous ne savez pas qui sont vos amis, vous ne connaissez pas vos dettes à l'égard de l'un ou l'autre, ni ce qu'ils vous doivent. C'est un endroit où vous pouvez simplement faire l'expérience de – et donner vie à – ce que vous êtes et ce que vous pourriez être. Ceci est le "lieu d'incubation créative". Au début, vous trouverez peut-être que rien ne s'y passe. Mais si vous avez un tel lieu sacré et si vous en faites usage, quelque chose finira par arriver[1]. »*

Il s'agit pour chacun de nous d'apprendre à cultiver le silence et l'unité. Les bouddhistes parlent de « vacuité », un terme qui n'a rien à voir avec le vide. C'est, au contraire, ce « rien » d'où pourront émerger tous les possibles, à commencer par cette fragile voix intérieure que nous n'entendons presque jamais, mais qui exprime notre plus grande sagesse.

Choisir un rituel

Il existe énormément de rituels de méditation. Le « meilleur » sera celui que vous pratiquez ! Pour ma part, j'ai exploré la pleine conscience de différentes manières. Parmi celles-ci, j'ai été amusé par la pratique du « raisin sec ». Il s'agit simplement de prendre un temps conséquent pour découvrir un raisin sec comme si vous veniez de Mars et que vous n'aviez jamais vu une telle chose. Le palper, le regarder, le sentir, le goûter, lentement, lentement…

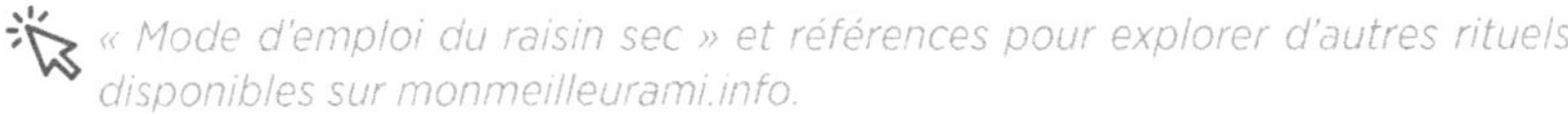

« Mode d'emploi du raisin sec » et références pour explorer d'autres rituels disponibles sur monmeilleurami.info.

---

1. Traduction de l'auteur.

Cherchez à réussir et vous échouerez !

Il est utile de préciser que l'important dans la méditation n'est pas de réussir à méditer, mais de mettre en œuvre votre intention de méditer. De commencer et de progresser en acceptant que c'est un apprentissage, comme celui de toute technique. Pensez-vous que si on vous mettait pour la première fois sur un terrain de golf ou devant un piano vous parviendriez à jouer comme les meilleurs ? Au début, vous aurez des difficultés à simplement toucher la balle avec votre club, ou à enfoncer les bonnes touches et pas les autres ! Si, à ce moment-là, vous n'acceptez pas d'assumer vos tâtonnements et votre incompétence, vous ne parviendrez jamais à jouer. Si le peintre Claude Monet s'était arrêté à la médiocrité de ses premières caricatures, il nous aurait privés de la magie lumineuse qu'il est parvenu à créer avec le courant impressionniste. C'est la même chose en méditation. Commencez modestement. Mieux vaut plusieurs petites séquences courtes que de forcer une longue séquence. Comme le disent les textes anciens, « goutte à goutte, le bol finit par se remplir ». La science elle aussi nous montre que la répétition de petites séances de méditation nous est plus bénéfique que de longues séances très espacées.

Quelques voies alternatives à la méditation

Lorsque je sens un petit coup de stress, je m'arrête ne fût-ce que quelques secondes et je porte mon attention sur mon ressenti physique. Il m'arrive par exemple de sentir une forme de tension musculaire ou un léger tremblement. Lorsque je les ressens, il arrive que, sans que je cherche à obtenir ce résultat, les sensations s'amplifient. Je laisse cela exister en moi sans chercher à comprendre, sans juger, sans contrôler... Et, presque toujours, cela me détend, m'apaise.

Parfois, je recherche le mot le plus nuancé et précis possible pour définir l'émotion que je ressens. Est-ce l'inquiétude, la peur, l'anxiété, l'angoisse, la panique... ? La contrariété, la nervosité, l'irritation, la frustration, l'exaspération, la colère, la rage, la furie... ? Souvent, je constate que plusieurs émotions cohabitent : une part de moi est très fâchée, une autre a peur, une troisième est pleine d'ardeur, une quatrième est triste... L'important, à ce stade, n'est pas de chercher à comprendre ce qui se passe ou pourquoi ça se passe, mais simplement d'être attentif à ce qui se passe : les sensations corporelles, l'état émotionnel. La science nous montre d'ailleurs que cette simple lucidité contribue déjà de manière non négligeable à diminuer notre stress.

Je me suis également rendu compte que certaines activités qui me passionnent et m'absorbent, comme l'écriture de ces lignes, génèrent en moi un état proche de la pleine conscience. C'est l'expérience optimale ou *flow* dont nous avons déjà parlé.

Parfois encore, ce sont des activités simples comme la marche ou la conduite de ma voiture qui génèrent cet état de pleine conscience. Je ne pense plus à rien ; je pense à tout en même temps, avec une grande détente, un paisible détachement. (Petite précision toutefois, je ne fais rien, au volant, qui pourrait me faire perdre ma vigilance.)

Peu importent les voies vers la pleine conscience que vous choisirez, pourvu que vous mettiez en œuvre une démarche qui vous convienne et soutienne vos progrès en la matière. Sachez que la science démontre qu'en définissant avec précision le moment et la fréquence de votre pratique, vous augmenterez de manière significative vos chances de tenir vos engagements.

Agrandissons nos espaces de liberté

Soyons chaque jour plus proche de nous-même, attentif à nos émotions et pensées – sans les éviter, sans nous laisser envahir par celles-ci, ni nous identifier à elles. Cette acceptation en pleine conscience va favoriser notre régulation émotionnelle car elle permet un équilibre entre fusion et distance face aux émotions. Nous pouvons à la fois identifier et ressentir nos émotions, sans nous laisser déborder par elles. Cela nous permet de mieux les comprendre.

« Entre le stimulus et la réponse, il y a un espace. Dans cet espace se trouve notre pouvoir de choisir notre réponse, et dans notre réponse se trouve notre croissance et notre liberté » (Viktor Frankl).

Les bénéfices d'une pratique régulière sont nombreux, démontrés par un nombre chaque jour croissant de recherches scientifiques. Parmi ceux-ci : l'amélioration des capacités de concentration, le renforcement du système immunitaire, un regain d'énergie et de vigueur, la détente du système nerveux central... Les chercheurs en neurosciences, dont Tania Singer et Rick Hanson, nous montrent que les changements se matérialisent physiquement dans notre cerveau, notamment avec la croissance des synapses et de la matière grise. Notre métacognition se développe. Nous agrandissons nos espaces de liberté par rapport à nos pensées et nos émotions.

Cela nous aide à résister aux automatismes de notre cerveau. Le professeur de psychologie du développement, Olivier Houdé, a consacré un livre entier à ce sujet[1]. Selon lui, « apprendre à résister, pour dépasser nos automatismes, est à la fois le moteur du développement humain et un mot d'ordre pour notre temps... La résistance est à la fois un élan universel et un combat individuel, contre soi-même ». Pour moi, il ne s'agit pas vraiment de se battre, mais d'apprendre à s'arrêter pour réfléchir, de repérer et d'agrandir l'espace entre le stimulus et notre réaction. Lorsqu'on s'apprécie et se respecte, prendre ce temps devient la norme.

Dans ce chapitre, nous avons vu l'importance de la compassion et de l'auto-compassion pour notre équilibre et notre bien-être, notamment par la régulation de nos trois cerveaux. Nous avons découvert les trois piliers de l'auto-compassion : gentillesse avec soi-même, humanité commune et pleine conscience de soi et de nos émotions, puis exploré plus en détail ces deux dernières. Réaliser à quel point nous sommes tous des humains imparfaits, ni plus ni moins, nous incite à abandonner notre quête de résultat et de perfection, pour entrer dans une quête d'apprentissage. Et à dévoiler notre vulnérabilité. Les pratiques de pleine conscience nous permettent peu à peu de créer des liens avec nous-même, de nous apprivoiser. D'être moins critique, plus bienveillant, dans l'acceptation de qui nous sommes. Nous pouvons alors entrer pleinement en amitié avec nous-même. Voyons ensemble comment faire.

---

1. Olivier Houdé, *Apprendre à résister*.

5   « Entrer en amitié avec soi-même. »[1]

Imaginez que vous rencontriez une personne et que vous sympathisiez. Vous avez envie de vous revoir, d'approfondir la relation, de devenir amis. Dans les jours et mois à venir, vous allez passer du temps ensemble, ce qui va vous permettre de mieux vous connaître et vous comprendre. Qu'est-ce qui vous tient vraiment à cœur, qu'est-ce qui vous fait plaisir dans la vie, quelles sont vos valeurs... Vous commencez à dévoiler vos zones d'ombre ou de fragilité. Chacun écoute l'autre avec curiosité, attention et bienveillance. Entre amis, on ne se juge pas ; on se comprend, on se soutient, on s'entraide, on se donne des conseils, sans les imposer... Tout cela renforce la sympathie mutuelle.

Au fil de vos rencontres, vous gagnez en confiance, en authenticité et en complicité. Vous partagez des moments de dialogue chaleureux, d'intimité, de rire, de tristesse sans doute aussi... Vous pouvez progressivement mettre bas les masques et échanger plus intimement à propos de vos doutes. Vous parlez de moments d'émotions inconfortables, où vous vous êtes senti faible, honteux peut-être. Parmi ces confidences,

> « Dire oui à la vie, se réconcilier avec soi-même et le monde »
> (Pema Chödrön).

---

1. Pema Chödrön, *Entrer en amitié avec soi-même.*

vous parlez de ce qui compte le plus pour vous, vous vous avouez des envies jusqu'alors secrètes, des regrets. Vous savez que vous pouvez compter indéfectiblement l'un sur l'autre pour vous encourager à vous dépasser, et à prendre soin de vos difficultés mutuelles, à vous apporter le réconfort nécessaire.

Du coup, vous commencez à mieux vous connaître : vos goûts, vos sensibilités, vos manières privilégiées de faire les choses, vos projets de vie. Vous pouvez dès lors plus facilement élaborer des projets à faire ensemble : un voyage, un projet business ou artistique, l'apprentissage d'une discipline sportive ou spirituelle. Vous vous conseillez mutuellement. Vous vous réjouissez de passer du temps ensemble, de cette affection réciproque, de cette présence réconfortante à vos côtés. Avec le temps, vous êtes devenus inséparables… Et vous vous sentez chacun enclin à vivre votre vie avec plus d'intensité, de confiance, d'audace.

Pour entrer en amitié avec nous-même, le chemin est identique : passer du temps avec soi, apprendre à mieux se connaître, à savoir ce qui compte vraiment pour nous et notamment deux éléments qui nous définissent ; nos valeurs (comment nous aimons que les choses se fassent) et nos intentions de vie. Après avoir éclairci ces deux notions et leurs rôles déterminants, je vous proposerai quelques approches pour les identifier ou clarifier. Nous verrons ensuite comment nous aligner sur celles-ci pour progresser vers le futur désiré, en tenant compte de nos multiples facettes. Nous terminerons cette étape en apprenant à revisiter notre passé sous un angle neuf. Car, comme le dit l'auteur Gloria Steinem, « il n'est jamais trop tard pour avoir une enfance heureuse ». Au travail !

CLARIFIER CE QUI COMPTE POUR NOUS

Faire le travail de clarification dont nous allons parler a été déterminant pour moi. Lorsque j'ai pris la peine d'identifier ce qui m'importait vraiment, ce à quoi j'aspirais pour ma vie, j'ai pu aussi voir ce qui comptait moins. J'ai pu abandonner des options qui, par leur trop grande multiplicité, me paralysaient. Vous savez, c'est comme lorsqu'on se trouve dans certains magasins de chaussures énormes où le choix est tel que l'on a presque le vertige, on ne sait plus comment décider. On en repart alors les mains vides... Les psychologues appellent ça *analysis paralysis*. Trop de choix tue le choix.

En prenant le temps de définir avec soin mes valeurs et mes intentions de vie, j'ai créé un cadre qui facilite mes décisions. J'ai à ma disposition des critères, des repères intérieurs solides, en lesquels j'ai confiance. Du coup, les actions que je privilégie sont celles qui ont du sens pour moi. Et ce sens renforce ma motivation à long terme. Je parviens à mieux faire face aux résistances et aux obstacles. Ma confiance en moi grandit, de même que l'estime que je me porte, puisque je me vois agir avec enthousiasme, congruence et courage. Je me sens en cohérence profonde. J'ai un sentiment de « plein » intérieur. Un cercle vertueux s'est créé.

Préciser nos valeurs

Les valeurs sont les principes qui nous aident à orienter nos manières d'être ou d'agir. Elles nous paraissent idéales. Nous apprécions et estimons les êtres ou les actions qui nous semblent en ligne avec celles-ci. L'équité et la justesse vous paraissent importantes ? Il est probable que vous admiriez le roi Salomon dont les jugements étaient empreints de sagesse et d'éthique. Vous appréciez le courage ? Celui de Rosa Parks et son combat contre la ségrégation vous touchent peut-être ; vous admirez son audace de se dresser contre une norme inacceptable selon ses valeurs (respect, équité), et sa détermination à faire respecter un principe d'égalité entre tous les individus, quelle que soit leur origine...

Les valeurs sont des ensembles de croyances profondes à propos de ce que nous jugeons important, bon, juste, beau, vrai, éthique... Ces points de vue nous aident à orienter nos décisions et actions, pour avancer vers une « bonne vie ».

Nos valeurs évoluent souvent avec le temps. Une personne peut aimer le succès et les performances à 30 ans, et préférer la créativité et l'art à 60 ans.

Elles constituent de puissants leviers de motivation, car quand nous agissons en cohérence avec nos valeurs, nous ressentons plus de satisfaction. Nos actions ont du sens à nos yeux. C'est notamment déterminant lorsque nous aspirons à progresser ou à faire quelque chose de nouveau. Tout apprentissage, toute innovation ou changement nous confronte inévitablement à de nouvelles difficultés. C'est le démarrage qui nécessite le plus de motivation, tout comme une fusée qui, lors de son lancement, va brûler 90 % de son énergie pour parcourir les premiers 5 % de la distance totale. Nos valeurs nous soutiennent dans ce processus. Elles nous renforcent de l'intérieur, en nous permettant de nous concentrer sur ce qui nous importe car, pour avancer, nous aurons besoin de courage et de persévérance.

Cécile, par exemple, privilégie la solidarité. Elle a décidé de prendre en charge une levée de fonds pour une cause qui lui est chère. Mais, dans ses premières démarches, elle est confrontée à de nombreux refus. En restant centrée sur sa valeur « solidarité », elle peut maintenir un haut niveau de motivation et trouver en elle les ressources pour acquérir les compétences et attitudes utiles pour dépasser les obstacles et réunir les fonds nécessaires.

Quand valeurs et antivaleurs deviennent des freins

Nos valeurs peuvent aussi ralentir notre progression quand elles sont contradictoires. On peut donner de l'importance au respect de l'environnement et, parallèlement, aimer le confort et se nourrir dans un fast-food qui nous permet d'être plus rapide et efficace. Il convient de gérer ces tensions éventuelles, mais surtout de faire la distinction entre nos valeurs et nos antivaleurs. Le médecin et chercheur français Jacques Fradin, fondateur de l'Institut de médecine environnementale [1] et concepteur de l'approche neurocognitive et comportementale, appelle « antivaleurs » nos croyances et convictions à propos de ce que nous considérons comme « mauvais ». Ce sont des choses ou des

---

1. L'Institut de médecine environnementale (IME) est un fonds de recherche sur l'adaptation et la santé de l'homme dans son environnement (*www.ime-fonds.org*). L'approche neurocognitive et comportementale est diffusée par l'Institut de neurocognitivisme (INC) (*www.neurocognitivism.com*).

manières de faire que nous voulons éviter à tout prix. Celles-ci peuvent être en opposition directe, voire en conflit, avec des valeurs auxquelles elles ressemblent pourtant. Par exemple, un défenseur de la tolérance peut considérer comme évident de ne pas supporter les personnes intolérantes ; ou quelqu'un qui aime la liberté peut croire que notre aversion pour les contraintes en est une conséquence logique. Mais en y regardant de plus près, nous verrons que respecter nos antivaleurs nous éloigne de nos valeurs : en ne supportant pas les intolérants, je manque de tolérance ; en rejetant une contrainte, je risque de diminuer ma liberté.

Bernard, le compagnon de Marie, aime la liberté. Du coup, il est réfractaire à l'engagement. Il déteste notamment l'utilisation d'un agenda pour sa vie privée. Il considère cela comme une obligation et a déjà tellement de rendez-vous dans sa vie de kiné. « Subir des contraintes » est une antivaleur pour Bernard. Cela l'amène à éviter de décider à l'avance de ce qu'il fera de son temps libre, car il veut se laisser toutes les portes ouvertes. Inconsciemment, il se prive dès lors d'une partie de sa liberté. En changeant de regard sur la croyance qu'une contrainte est une entrave, il s'offrirait plus de possibilités. Il verrait par exemple qu'en fixant longtemps à l'avance une période précise et une destination de voyage, il rendrait possible son rêve de safari-photo en Tanzanie : prix des trajets aériens et des logements beaucoup plus accessibles, anticipation des vaccins, économies pour disposer du budget... Il gagnerait en liberté !

Apprendre à identifier nos antivaleurs

Si on ne les identifie pas, les antivaleurs peuvent sérieusement nous empêcher d'avancer, ou nous pousser trop loin. Max a une antivaleur sur le fait d'être un perdant. Il s'épuise à tout faire pour l'éviter, jusqu'au *burn-out*. Penser que « perdre, c'est mal » l'effraie parfois au point qu'il évite certaines nouvelles pratiques commerciales qui lui semblent trop risquées ou ne tente pas de dépasser ses capacités en perfectionnant son anglais encore balbutiant. Et, en fin de compte, cela limite sa progression.

Marie, de son côté, valorise la « générosité ». Elle aime prendre soin des autres, en particulier de Bernard, son compagnon. Elle ne voit pas que derrière ce comportement se cache la crainte de manquer de sécurité affective. Par peur d'être abandonnée ou rejetée, Marie a appris à se sacrifier pour être « généreuse » envers les autres. Et elle a développé une antivaleur sur l'égoïsme. Marie est convaincue que penser à elle, à ses besoins propres, à ses désirs est « mal ».

Or, pour cultiver pleinement sa valeur de générosité, elle devra accepter de prendre également soin d'elle, de ne plus s'oublier. Marie devra aussi prendre conscience d'un paradoxe assez cruel : la générosité qu'elle a pratiquée jusqu'alors ressemble, hélas, davantage à une monnaie d'échange, un troc. De fait, elle donne à Bernard ce qu'elle aimerait recevoir de lui. C'est le prix qu'elle paie pour obtenir son amour ou, tout au moins, quelque chose qui peut y ressembler. Tant que Marie ne prendra pas en charge ses propres besoins, elle restera dépendante et agira de sorte à sécuriser tant bien que mal cette relation de dépendance.

De l'importance de mettre nos valeurs au clair

En clarifiant nos valeurs, nous apprenons à mieux nous connaître, à nous apprécier. Notre identité se précise. Nous pouvons identifier et ensuite résorber les écarts existants entre les valeurs auxquelles nous aspirons (ce que nous pensons être « de bonnes manières de faire ») et nos valeurs pratiquées (nos manières de faire habituelles).

Depuis son enfance, Marie admire la fantaisie, la créativité ; mais dans sa vie quotidienne, elle ne se les autorise pas, par crainte d'être prise pour une marginale ou une femme peu sérieuse. L'éthique et l'honnêteté sont des valeurs importantes pour Max, mais il refuse de s'avouer ses propres souffrances ou d'en parler ouvertement à sa femme, de peur d'être vu comme un faible, « une chochotte ».

Des écarts comme ceux de Marie et Max créent en nous des malaises profonds, souvent inconscients. Ils nous font nous sentir « à côté de nos pompes » et nous rendent anxieux. En osant les reconnaître avec lucidité et en décidant d'agir en meilleure cohérence avec nos valeurs, nos actions sont orientées vers la vie à laquelle nous aspirons et alignées avec nos valeurs. Et nous sommes mieux à même de tenir nos engagements ou nos projets, car nous savons maintenant avec clarté pourquoi nous les entreprenons.

Vous trouverez sur *monmeilleurami.info* le descriptif d'une méthode simple pour clarifier vos valeurs. Prenez le temps de le faire si vous ne les avez pas encore choisies. Voir clair sur nos valeurs et vivre en plus grande cohérence avec elles contribue à notre épanouissement, notre sérénité et la confiance en nous.

Concrètement, prendre les commandes signifie vous soucier de vous, vous écouter. C'est donner de l'importance et du crédit à votre opinion personnelle. Vous souhaitez intensément vous sentir bien et que les autres vous traitent avec respect. Vous n'acceptez plus qu'ils ne le fassent pas. Vous voulez faire en sorte de vivre la meilleure vie possible. Il ne s'agit pas d'une démarche égoïste, au contraire. Comme le dit Rick Hanson, « quand vous vous souciez de vos besoins, et que vous poursuivez vos propres rêves, alors vous avez davantage à offrir aux autres, à commencer par ceux qui vous sont proches, jusqu'au monde entier ».

Préciser nos intentions de vie

Aux côtés de nos valeurs, la définition d'une vision pour notre vie nous offre un second point de repère indispensable pour nous orienter et choisir nos priorités.

Une façon intéressante d'élaborer cette vision consiste à clarifier « nos intentions de vie ». Ce sont des désirs profonds qui nous incitent à atteindre un ou plusieurs objectifs. Ils orientent notre vie, guident nos actions et nous animent.

> **❮❮** Souvent, un rêve est presque un chuchotement. N'ayez pas peur de faire le silence autour de vous pour pouvoir l'écouter **❯❯**
> (Steven Spielberg).

Certaines intentions peuvent être très conscientes, d'autres moins. Au plus nous sommes clairs à leur propos, au plus nous pouvons nous organiser pour avancer vers leur accomplissement. Car, *a contrario* de ce que peuvent laisser entendre quelques théories New Age racoleuses relayées par des coachs ou des gourous incompétents, il ne suffit pas d'avoir des intentions pour que celles-ci se réalisent. Le vrai « secret », c'est tout simplement de se mettre en action et de consacrer notre temps et notre énergie à la réalisation de nos intentions. Notre attention agit comme un aspirateur. Laissons voguer notre attention vers Facebook et nous voilà aspirés pour quelque temps ! Orienter notre attention vers nos intentions nous permet de mettre la puissance de notre cerveau à leur service.

Certaines intentions peuvent être du domaine du « faire » ou de « l'avoir », par exemple l'intention de déménager. Je vous propose d'explorer plutôt vos « intentions de vie » qui sont du domaine de « l'être ». Par exemple, l'intention d'être un enseignant. J'ai trouvé dans un livre de Maria Nemeth[1] un processus bien conçu pour clarifier nos intentions de vie. Je l'ai expérimenté à titre personnel et en coaching. C'est puissant. L'envie et le courage d'écrire ce livre sont le fruit d'une approche similaire. Je ne peux que vous recommander de faire cette démarche.

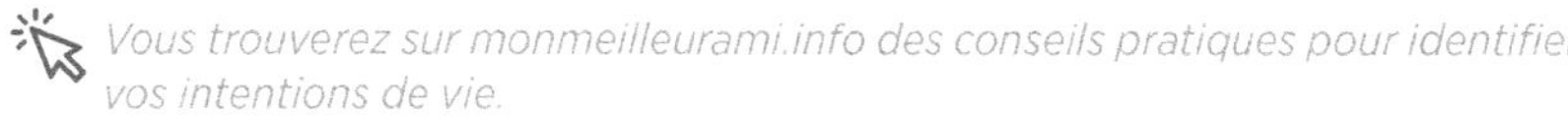

Vous trouverez sur monmeilleurami.info des conseils pratiques pour identifier vos intentions de vie.

CHOISIR ET S'ENGAGER POUR NE PAS REGRETTER

Lorsque vous commencez à voir clair sur vos valeurs et intentions de vie, il est temps de vous engager. Sans attendre ! Bronnie Ware est une infirmière australienne, spécialisée en soins palliatifs. Basé sur de multiples témoignages, son livre *Les Cinq Regrets des personnes en fin de vie* est devenu un best-seller traduit en vingt-neuf langues. Le premier regret cité illustre l'importance de s'engager : « J'aurais aimé avoir eu le courage de vivre la vie que je voulais vraiment, pas celle que les autres attendaient de moi. » Pour vivre cette vie-là, nous avons besoin de faire

---

1. Maria Nemeth, *The Energy of Money.*

le point sur ce à quoi nous aspirons vraiment (en pleine intégrité avec la personne que nous sommes), puis de regarder les différences avec la vie que nous menons jusqu'à présent, et corriger au plus tôt l'itinéraire si utile.

Imaginez que vous montiez en confiance sur un bateau. Arrivé au milieu d'un océan, vous vous rendez compte que l'équipage ne connaît pas la position exacte du bateau, ni sa destination. Le capitaine serait absent et le bateau en pleine dérive, au gré des vents et des courants. Vous avez travaillé d'arrache-pied pour faire tourner les moteurs, pour entretenir les ponts, pour faire la cuisine ; vous avez fait la fête avec d'autres passagers, dormi dans une cabine... mais vous avez oublié un détail : le capitaine, le maître à bord, c'est vous. Il est temps de reprendre le gouvernail de votre bateau, de regarder où vous en êtes et où vous voulez aller. Puis de regarder la météo et les ressources à bord, pour décider de la route à suivre. Accepter de regarder la réalité en face, c'est reprendre le pouvoir ; c'est décider de décider, et d'agir en conséquence. C'est assumer le leadership de votre vie.

> *« Maintes fois je me suis étonné de ce que chaque homme, tout en s'aimant de préférence à tous, fasse pourtant moins de cas de son opinion sur lui-même que de celle que les autres ont de lui » (Marc Aurèle).*

S'APPUYER SUR L'AUTO-AMITIÉ POUR FAIRE ÉVOLUER NOTRE VIE

De nombreuses recherches confirment le fait que, pour faire évoluer notre vie, la compréhension ne suffit pas. C'est l'action qui amène les résultats. Elle peut se limiter à une réflexion personnelle, à une méditation, à une promenade, un tout petit pas... Elle doit cependant être différente de ce que nous faisions avant, et orientée vers ce que nous souhaitons. À défaut, nous resterons sur place, avec nos espoirs de changement (l'étymologie latine du mot « espoir » est le verbe *esperare* qui signifie… « attendre »). Comme me le disait un coach, la différence entre « faire » et « ne pas faire », c'est faire !

Je vous propose de regarder comment ça se passe pour vous, là, tout de suite. Dans quelle mesure avez-vous clarifié vos valeurs et vos intentions de vie ? Sentez-vous à l'aise : si vous saviez le nombre de bouquins de développement personnel que j'ai lus sans faire les exercices proposés !

Avez-vous continué votre lecture sans rien faire ? Si c'est le cas, dans quelle mesure ce type de comportement est-il habituel dans votre vie ? Quelles sont les pensées associées à ce comportement ? Que vous dites-vous ? *Ce n'est pas important. C'est nul. Je sais ce qui m'importe. Qu'est-ce que ça a à voir avec le sujet ? Pas envie maintenant. Je le ferai plus tard, je suis fatigué. Mais je suis nul de ne pas le faire ! Ça ne marchera pas avec moi. À quoi bon… Je ne changerai jamais…*

Comment vous traitez-vous ? Ne vous jugez pas, mais prenez le temps de vous écouter avec bienveillance et lucidité. Acceptez votre réalité d'aujourd'hui. Rappelez-vous de ne pas vous montrer critique avec votre critique intérieur. Après avoir accueilli ce qui se passe comme le ferait votre meilleur ami, demandez-vous dans quelle mesure ce comportement et ces pensées vous conviennent et s'ils vous orientent vers la vie que vous souhaitez. Que pourrait-il être utile de faire autrement dès maintenant ?

Avez-vous commencé vos réflexions, mais pas terminé ? Ou avez-vous décidé de les faire plus tard ? C'est un premier pas. Souvenez-vous qu'en définissant dès maintenant le moment précis où vous les ferez, vous augmentez considérablement les probabilités que vous les fassiez.

Pensez à vous encourager

Si vous avez pris la moindre initiative, et quel que soit le degré d'avancement, prenez un moment pour célébrer votre démarche. Chaque pas compte, aussi petit soit-il. Félicitez-vous, ça vous encouragera à continuer. En adoptant de nouveaux comportements, vous créez de nouveaux schémas de connexions entre neurones. À travers sa loi[1], Hebb a montré que la répétition d'une activité favorise le développement des synapses (les connexions entre neurones) nécessaires à cette activité. Notre structure neuronale, la plastique de notre cerveau, change. Ainsi, les probabilités que nous reproduisions cette action augmentent car ce réseau se renforce et, de ce fait, moins d'efforts seront nécessaires pour les prochaines actions similaires. C'est ainsi que se créent les habitudes. De plus, le cumul de ces petites actions quotidiennes provoquera avec le temps des changements beaucoup plus importants qu'il n'y paraît. Nous en reparlerons plus loin.

Alors, que pourriez-vous vous offrir comme récompense, comme petit moment de plaisir ? Un véritable ami vous féliciterait. Entraînez-vous à le faire vous-même. Vous hésitez ? Vous pensez que c'est ridicule ? Détrompez-vous et rappelez-vous ce que la psychologie du sport nous enseigne quant à l'impact des discours intérieurs sur nos capacités à performer. Alors allez-y : « Yesssss ! Tu l'as fait ! Tu n'as pas fini et c'est encore imparfait, mais tu t'y es mis et tu peux en être fier ! » Tous ces petits gestes de soutien, toutes ces marques d'encouragement vous seront beaucoup plus bénéfiques que vous ne l'imaginez. Veillez à vous parler en « tu » (tu as réussi !) plutôt qu'en « je ». La recherche nous montre que ça donne de meilleurs résultats.

Soyez droit et honnête avec vous-même

« Un ami est droit et honnête. » La quatrième qualité citée par les répondants à notre enquête sur l'amitié représente une fantastique opportunité de progression pour notre relation à nous-même et un puissant levier pour améliorer la qualité de notre vie. Être droit et honnête envers soi, c'est se montrer intègre, fidèle à soi, et cela nous met au défi car c'est inconfortable : ce que nous allons voir ne nous fera sans doute pas plaisir au premier abord. Comme l'a écrit Johan, dans ses commentaires à l'enquête : « Un vrai ami ne se gêne pas pour

---

1. *Neurons that fire together, wire together* : « des neurones qui sont stimulés ensemble se lient ensemble » (loi de Hebb).

nous ramener les pieds sur terre. » Nous avons besoin de courage et de bienveillance pour regarder sans culpabiliser toutes nos auto-trahisons quotidiennes, tous les moments où nous nous oublions et où nous nous laissons dériver, tomber ; toutes les circonstances où nous nous mentons, nous nous renions ou nous abandonnons au profit des autres. Pour ne pas ressentir de malaise face à nos nombreuses auto-infidélités, rappelons-nous que nous ne sommes que des êtres humains comme les autres, par nature, imparfaits ; et que c'est très bien comme ça, dès lors que nous veillons aussi à nous améliorer en la matière.

La bonne nouvelle à ce propos, c'est que « la vie commence quand on sort de sa zone de confort ». L'expression est un peu galvaudée, mais tellement juste et confirmée par la pratique. Chaque fois que nous acceptons de faire un pas en dehors de nos habitudes, de prendre des risques raisonnables et calculés en vue de progresser, chaque fois que nous pratiquons une tâche qui nous invite à dépasser légèrement nos capacités, nous nous sentons vivants et heureux. Cultiver notre intégrité, c'est accepter notre vulnérabilité, notre imperfection et oser prendre le risque de piloter notre vie au-delà de notre horizon habituel.

Voici un processus pour repérer les différences entre là où vous en êtes et là où vous voulez aller. Il vous permettra d'orienter vos efforts de progression.

Explorez l'alignement de votre vie sur vos valeurs

Vous avez identifié vos valeurs, ces principes de vie qui sont déterminants à vos yeux. Il est utile de regarder maintenant dans quelle mesure ces valeurs sont effectivement exprimées dans les principaux domaines de votre vie. Je vous propose cinq domaines, mais vous pouvez les modifier ou les adapter à votre convenance. Les voici : les relations (famille, couple, amis, communautés…), le travail (profession, éducation, activité sociale…), la santé (forme physique, équilibre, moral, alimentation, sommeil, sport…), les loisirs (temps libres, hobbys, culture, vacances…) et le développement personnel (apprentissages, connaissance de soi, formation permanente…).

La ligne supérieure du tableau ci-après vous permet de référencer vos 3 à 5 valeurs prioritaires. Évaluez ensuite, de 0 à 10, le niveau d'expression de chaque valeur dans ces domaines. Imaginons que vous ayez choisi la valeur « bienveillance ». Vous pourriez par exemple considérer que celle-ci est actuellement à un niveau 8 dans vos relations, mais à 4 dans le domaine du travail, et encore plus faible (3 ?) au niveau personnel car vous êtes, à votre propre égard, un critique impitoyable.

Partant de ce constat, vous pouvez déterminer le niveau auquel vous aimeriez faire vivre cette valeur dans chaque domaine. Par exemple, vous êtes satisfait du niveau 8 pour les relations, vous aimeriez augmenter le niveau de 4 à 5 au travail, mais passer de 3 à 8 au niveau personnel. Indiquez ces niveaux dans le tableau.

En fonction des écarts entre les niveaux actuels et ceux souhaités, vous pouvez maintenant choisir deux ou trois priorités (pas plus, car vos ressources seraient alors diluées). Pour revenir à notre exemple, vous pourriez décider de développer en priorité la bienveillance à votre propre égard, en estimant que cela pourra aussi avoir des effets positifs dans d'autres domaines. Il vous reste alors à choisir les actions qui vous conviendront le mieux pour entamer cette progression.

Mes valeurs	N° 1	N° 2	N° 3	N° 4	N° 5
Relations					
Niveau actuel					
Niveau souhaité					
Travail					
Niveau actuel					
Niveau souhaité					
Santé					
Niveau actuel					
Niveau souhaité					
Loisirs					
Niveau actuel					
Niveau souhaité					
Développement					
Niveau actuel					
Niveau souhaité					
Autre					
Niveau actuel					
Niveau souhaité					

Pour donner de la consistance à votre démarche, je vous suggère de préciser ci-dessous deux priorités que vous avez choisies, les actions que vous avez décidé d'entreprendre et les échéances que vous vous fixez.

1. Dans le domaine .... , je décide de faire progresser l'expression de ma valeur .... du niveau .... à ..... .

J'aimerais notamment que ça se concrétise par (description de l'amélioration souhaitée) :

....

....

Pour cela, j'ai choisi les actions suivantes :

....

....

Et je m'engage, à mon propre égard, à le faire avant le ....

2. Dans le domaine .... , je décide de faire progresser l'expression de ma valeur .... du niveau .... à ..... .

J'aimerais notamment que ça se concrétise par (description de l'amélioration souhaitée) :

....

....

Pour cela, j'ai choisi les actions suivantes :

....

....

Et je m'engage, à mon propre égard, à le faire avant le ....

Comment vous sentez-vous à ce stade de votre lecture ? Il est possible que de telles démarches génèrent en vous un peu d'énervement, des doutes, des craintes, de l'abattement, autant de formes de stress. Et vous entendez peut-être aussi quelques réflexions bien agréables de votre critique inté-rieur : « Ferme ce bouquin, tu vois bien que ce n'est pas pour toi. C'est ridicule. Tu n'es pas capable de faire ça. De toute manière, tu ne tiens jamais tes engagements, tu manques de volonté. Rappelle-toi, (ton père, ta mère, ton prof... au choix) te l'a toujours dit. Va plutôt voir sur Facebook (ou fumer une cigarette, passer l'aspirateur, boire un verre...), ça va te détendre. »

C'est maintenant qu'il importe de ne pas vous laisser tomber, de vous être fidèle. Faites appel à votre meilleur ami, à sa bienveillance, à ses encouragements. Que vous dirait-il en cet instant précis ? Quel ton utiliserait-il à votre égard ? Et si vous vous parliez de cette façon ?

Imaginez que vous avez en vous deux avocats. L'un d'eux vous accuse de nullité, d'incapacité, d'imposture. Il prédit que vous allez abandonner, rater... L'autre vous défend avec fougue et passion. Il plaide votre cause : vous êtes une bonne personne ; vous avez une éthique, des valeurs, de belles intentions de vie. Il est confiant dans votre capacité de succès et vous invite à miser sur vous. Lequel va l'emporter ? La légende des deux loups nous éclaire sur l'issue de la confrontation.

Les deux loups

Un jeune garçon est très en colère contre un ami qui s'est montré injuste envers lui. Après l'avoir écouté, son grand-père lui raconte :
« Il m'arrive aussi de connaître de tels sentiments. Ils me causent un grand tourment. Dans mon âme se joue alors une âpre bataille : deux loups s'affrontent.
L'un d'eux représente la peur, la colère, l'envie, la peine, les regrets, l'avidité, l'arrogance, l'apitoiement, la culpabilité, les ressentiments, l'infériorité, le mensonge, la compétition, l'orgueil. L'autre représente la joie, la paix, l'amour, l'espoir, le partage, la générosité, la vérité, la compassion, la confiance.
La même bataille se joue en chacun de nous. »
Curieux, le garçon l'interroge : « Lequel des deux gagne ? » Le grand-père sourit et répond doucement : « Celui que tu nourris. »

Entre les deux avocats qui se confrontent dans votre esprit, le mécanisme est similaire. Celui que vous nourrissez le plus l'emporte. Or c'est l'attention que vous leur portez qui les alimente. Choisissez donc bien celui que vous décidez d'écouter.

DÉPASSER NOS RÉSISTANCES INTERNES

S'il est important de s'aligner sur nos valeurs et nos intentions de vie, force est de constater que c'est plus facile à dire qu'à faire. Combien de fois ai-je pris des décisions que je n'ai pas tenues par la suite ou que j'ai repoussées ? Nous sommes nombreux à procrastiner en série et à le regretter, voire à en souffrir. Pourquoi est-ce si difficile ? Parce que nous sommes multiples, et nous ne le savons pas.

Mon ami et moi, on est plus que deux !

Coach : Tu es très tendu. Que se passe-t-il exactement en toi ?

Moi : En fait, je me sens tiraillé. Il y a une partie de moi qui est épuisée, qui voudrait s'arrêter, se reposer, prendre du bon temps. Et il y a une autre partie de moi qui est inquiète pour l'avenir et qui trouve que je n'en fais pas assez. Je devrais consacrer plus de temps au travail, à l'écriture, à la gestion… Et puis, je culpabilise parce que je ne passe pas assez de temps avec mes enfants, ni avec Martine d'ailleurs.

Coach : Tu veux dire qu'il y a encore une autre partie et que celle-là culpabilise ?

Moi : Oui, mais tout ça est très confus dans ma tête. Ça fait des allers et venues, des nœuds. Je ne sais pas comment avancer. Du coup, ça me paralyse. Je m'active beaucoup mais dans tous les sens. Et donc, je ne fais rien de bien, et je culpabilise encore plus. Résultat : quand je rentre chez moi le soir, je suis fatigué, nerveux. Je bois un verre de vin pour me détendre. Après le repas, quand ce n'est pas pendant, j'allume la télé et je regarde souvent n'importe quoi, histoire de m'occuper l'esprit. Du coup, je vais me coucher tard, je dors mal ; et le matin, quand je me réveille, je suis encore fatigué, je manque d'énergie, j'ai l'esprit confus. Et, de jour en jour, le cercle vicieux se poursuit et ma situation empire. J'ai vraiment envie de sortir de là, mais je ne vois pas comment faire.

C'est en explorant en profondeur cette situation avec mon coach que j'ai expérimenté, pour la première fois et sans que je le sache à l'époque, les bienfaits d'une technique appelée Internal Family System (système familial intérieur – en abrégé IFS) qui m'a, depuis, beaucoup aidé à progresser. L'IFS a été conçu il y a plus de vingt-cinq ans aux États-Unis par le docteur Richard Schwartz, psychothérapeute familial et systémique réputé, et cette technique s'est rapidement développée. Elle a gagné ses lettres de noblesse en étant reconnue récemment par l'administration officielle américaine comme traitement clinique efficace pour améliorer le fonctionnement général et le bien-être. En outre, l'administration confirme le potentiel de l'IFS pour traiter différents troubles comme les symptômes d'anxiété généralisée, la dépression et les symptômes dépressifs. Depuis une dizaine d'années, cette technique est introduite en France et en Belgique par le docteur François Le Doze, neurologue et psychothérapeute, qui en parle de manière très personnelle dans son livre *La Force de la confiance*.

L'histoire du système intérieur familial

À la base, Richard Schwartz est un « systémicien ». Pour aider des personnes en difficulté, et notamment de jeunes adolescentes souffrant de boulimie ou d'anorexie, il les réunit avec les principaux membres de leur famille et organise des discussions ouvertes entre eux. En assurant un cadre respectueux et une écoute mutuelle lors de ces échanges, il leur permet de comprendre les rôles de chaque membre de la famille dans le système et, grâce à cette prise de conscience, de les sensibiliser à leur pouvoir de contribution à la résolution de ce problème. S'il obtient majoritairement des succès, il rencontre aussi des échecs. Schwartz décide alors de franchir une barrière liée à son statut de systémicien en organisant quelques séances individuelles avec ses patientes.

C'est en leur prêtant une oreille particulièrement attentive, qu'il les entend parler de tiraillements entre différentes parts d'elles : « Une partie de moi a envie d'être en forme, belle, mince... Mais une autre partie a tout le temps faim. C'est comme s'il y avait au fond de moi un vide angoissant que je tente de combler sans y parvenir. Alors je ne peux pas m'empêcher de manger. Et je mange beaucoup. Je ne peux pas m'arrêter. Puis une partie de moi culpabilise, je me sens nulle, moche, conne ; et je vais me faire vomir. Je m'en veux terriblement d'être comme ça. » Ses patientes décrivent un imbroglio de voix intérieures qui tiennent d'intenses débats internes : des voix critiques, des voix accusant les autres, des voix qui les rendent tristes, désespérées, résignées. Les jeunes filles indiquent à Schwartz que « leur perception d'elles-mêmes – leurs émotions, leurs pensées et leurs comportements – pouvait changer brusquement et radicalement, comme si elles étaient possédées par plusieurs personnes extrêmement différentes[1] ».

❮❮ De toutes les personnes que je suis, les multiples voix à l'intérieur de moi, laquelle va dominer ? Qui, ou comment vais-je être ? Quelle partie de moi décide ? ❯❯

(Douglas Hofstadter).

À l'analyse, plusieurs choses interpellent Richard Schwartz. D'abord, il se rend compte que ses patientes (et la grande majorité des personnes avec lesquelles il travaillera par la suite) se font une représentation assez concrète des parts actives en elles. Elles peuvent les visualiser ; elles peuvent même dialoguer avec elles : « Cette partie de moi est comme une petite fille, et cette autre partie est comme une vieille dame très sévère et dure, une sorte de sorcière. » Ensuite, il remarque que ce sont ces parts qui sont à l'origine des comportements inappropriés et des émotions intenses.

Le Self : un regard neutre et bienveillant

Il remarque que ces jeunes filles ont aussi une sorte de regard extérieur assez neutre, bienveillant et calme sur toutes ces parts. Comme si une instance supérieure de la conscience était à l'œuvre, à l'instar de ce qui se passe lorsqu'on pratique, par exemple, une méditation. Il va nommer

---

1. R. Schwartz, *Système familial intérieur : blessures et guérison*.

Self cette méta-conscience[1]. Mais, *a contrario* de ce que décrivent plusieurs théories dans la lignée des religions orientales, où le self est un observateur passif et neutre, Schwartz voit en lui un leader actif, animé de compassion. Plus d'une décennie de pratique, avec des centaines de patients, l'ont amené à conclure que chacun de nous dispose d'un Self, et que celui-ci est intact quelle que soit la sévérité des symptômes des personnes ou la confusion de leur système intérieur. Il déclare : « Ce Self possède une perspective claire ainsi que d'autres qualités qui font de lui un guide efficace. » Il dispose aussi des qualités de réparation et de réorganisation du système intérieur. (En termes neuroscientifiques, l'activation du Self met en jeu le cortex préfrontal médian qui régule l'amygdale.)

Richard Schwartz va donc s'appuyer sur le Self des jeunes filles pour leur permettre de progresser. Et cela donne de très bons résultats car, lorsque leurs parts sont en relation avec le Self, elles se sentent en sécurité, vraiment écoutées ; elles ont l'impression que leurs préoccupations sont prises en compte. Dès lors, elles génèrent moins de perturbations et commencent à accepter la guidance du Self.

Les jeunes filles, quant à elles, sont apaisées de constater une distance entre qui elles sont vraiment et l'entité en elles qui génère les comportements inappropriés. Petit à petit, elles s'en désidentifient. Leur sentiment de culpabilité s'amenuise.

Le docteur Schwartz va appliquer les principes de la thérapie systémique pour mieux comprendre le (dys)fonctionnement intérieur des personnes. Il explore, questionne : à quoi ressemblent ces parts ? Que veulent-elles ? Comment s'entendent-elles entre elles ? Lesquelles sont aimées, détestées, ignorées ?

Les patientes décrivent par exemple : la Battante, le Juge, le Sûr-de-soi, la Protectrice, le Pessimiste passif. Comme il le constate habituellement dans la « famille extérieure » de ses patientes, certaines parts, mues

---

1. Le Self, tel qu'il est présenté en IFS, notamment dans les ouvrages de Richard Schwartz et François Le Doze, est écrit avec une majuscule, pour le différencier du self (sans majuscule) qui, pour les psychanalystes, désigne l'image que le sujet se fait de lui-même et qui correspond effectivement à ce qu'il est et perçoit à travers une réaction adaptée.

par des intentions tout à fait positives et louables, endossent des rôles particuliers dans la « famille intérieure », et c'est ce rôle qui déséquilibre et dessert l'ensemble.

Il identifie deux principaux types de rôle qu'il va baptiser « managers » et « pompiers ». Chacun, à sa manière, souhaite protéger un troisième type de parts intérieures, en souffrance celles-là, et pour cela cherche à les mettre à l'abri de tout risque. Schwartz appelle ces dernières parts les « exilés ».

À quoi ressemble un exilé ?

Mieux que toute description théorique, ce témoignage personnel touchant de François Le Doze, dans *La Force de la confiance*, nous laisse entrevoir à quoi peut ressembler un exilé :

> « *Récemment, j'ai retrouvé une photo de moi à 10 ans, un photomaton aux couleurs délavées. J'ai ressenti de la peine devant ce visage terni d'un voile de tristesse. Dans les yeux de cet enfant, je lisais plus que de la résignation : il avait tout simplement renoncé à être un enfant. Je me demande si quelqu'un – un adulte, un professeur, un parent… – avait su déceler dans ce regard les signes de sa détresse silencieuse. Il faut dire qu'à l'époque déjà le "bon garçon" qu'il était se surpassait dans l'art de dissimuler ses blessures secrètes. Sa vulnérabilité n'apparaissait que par accident, comme sur ce photomaton. Le drame pour un enfant n'est pas de se cacher, mais de ne pas être rencontré, rejoint dans le lieu où il s'est isolé.* »

Les managers et les pompiers, craignant pour la sécurité des exilés, prennent toutes les mesures possibles pour qu'ils ne soient plus jamais exposés au danger. Les managers anticipent, gèrent. Ils nous poussent à faire *proactivement* des choses qui, en général, sont assez bien considérées par la société : travailler intensément, ranger constamment, viser la perfection et s'autocritiquer dès qu'on s'en éloigne… Ils peuvent aussi bloquer certains comportements comme prendre la parole en public, laisser libre cours à notre créativité ou à notre joie, privilégiant plutôt, « pour notre bien », l'isolement, la dépression ou la tristesse.

De leur côté, les pompiers interviennent *réactivement*, de manière frénétique, sans scrupule. Leur mission : éviter à tout prix que ne se rejoue quelque chose du passé, une situation d'humiliation, d'abandon, d'injustice, de violence, de trahison, de rejet… Les conséquences de leurs actes n'entrent pas dans leurs considérations. « Peu importe si tout est détruit derrière leur passage, nous dit Le Doze. L'important est d'éteindre l'incendie émotionnel qui menace. » Et leurs moyens peuvent être variés : consommation, voire abus d'alcool ou de drogue, automutilation, inhibition de la pensée, ou toute activité compulsive comme l'addiction aux réseaux sociaux ou aux séries télévisées. Et, bien sûr, même s'ils poursuivent les mêmes buts, à savoir la protection des exilés, pompiers et managers sont souvent en opposition.

L'exemple de Sarah

Dans son livre, Schwartz décrit l'exemple de Sarah :

> *« Elle entendait constamment une voix lui dire qu'elle devait travailler plus, s'occuper de son appartement, de son travail. Si elle s'asseyait quelques instants, cette voix la critiquait, la traitait de paresseuse, et lui rappelait tout ce qu'elle avait à faire. Je suggérai à Sarah de demander à cette partie, la Battante, ce qu'elle craignait, pour pousser Sarah à toujours en faire plus. La part répondit qu'elle serait déprimée et ne sortirait plus de son lit. Sarah elle-même avoua que, lorsqu'elle faisait une pause, elle devenait triste et restait parfois recluse pendant plusieurs jours…*
>
> *Pour sa défense, la partie Triste lui disait qu'elle devait saisir chaque moment de fatigue pour s'arrêter, tellement la Battante lui en demandait toujours plus et parvenait à masquer toute la tristesse de Sarah… »*

Cet exemple illustre un mécanisme paralysant que Schwartz nomme « polarisation ». Pour l'illustrer, il emprunte à Paul Watzlawick et ses collègues cette métaphore nautique : « Deux marins sont assis chacun à bord d'un voilier, penchés vers l'extérieur pour le stabiliser : plus l'un des deux se penche, plus l'autre doit se pencher dans le sens opposé pour assurer la stabilité du bateau, alors que le bateau serait resté stable sans tous ces efforts. » Schwartz ajoute : « Les deux marins ont abandonné leur rôle préféré et mettent ainsi le bateau en danger, car si l'un d'eux se relève brusquement, le bateau chavire. Le comble est qu'aucun d'eux n'apprécie le rôle dans lequel il se trouve, et qu'ils ne désirent rien d'autre que de retrouver l'harmonie. La seule solution est qu'ils se relèvent ensemble. Comme ils ne se font pas confiance, il leur faut trouver un tiers en qui ils aient tous deux confiance et qui pourra leur assurer que, si l'un d'eux se relève, l'autre le fera aussi. » Ainsi, ils pourraient chacun revenir à leur rôle préféré, confiant dans la capacité du capitaine à mener le bateau au bénéfice de tous.

Réconcilier les polarisations

Ce tiers de confiance, ce réconciliateur, est évidemment le Self. Comme nous l'avons déjà entrevu, il dispose d'une série de qualités fondamentales qui lui permettent de restaurer progressivement des relations de qualité et de confiance entre toutes les parties intérieures. Dans l'IFS, on en identifie huit : curiosité, confiance, courage, compassion, clarté, calme, créativité et connexion. À la lecture, cela peut sembler un peu angélique. Mais dans ma pratique personnelle, lorsque je me mets en condition d'accéder à mon Self et de créer des conversations ouvertes et respectueuses avec les différentes parts actives en moi, je ne peux que reconnaître la réalité de ces qualités et les bienfaits qu'elles apportent à l'harmonie de mon système intérieur.

Grâce à l'accès au Self, et au fait que je lui laisse plus d'occasions d'assurer le pilotage de ma vie, je peux aujourd'hui créer en moi des relations amicales entre mes parts. Rassurées par ce *Self-leadership*, elles acceptent de quitter les rôles néfastes qu'elles se sentaient obligées d'assumer « pour mon bien ». Elles se sentent elles-mêmes acceptées et appréciées pour ce qu'elles sont, pour le rôle naturel qu'elles aiment jouer. Mon Self, en bon ami, leur accorde de la reconnaissance pour la générosité de leur intention, pour les efforts qu'elles ont fournis. Elles se sentent honorées. Et, grâce à ce climat intérieur apaisé, je peux vivre ma vie avec plus de plénitude, de confiance, d'énergie tranquille et de relations harmonieuses autour de moi.

Mais ne nous y trompons pas. Je suis et reste un être humain comme chacun de nous. Je continue à me laisser embarquer régulièrement par des parts « chargées de missions inutiles ». Alors, je stresse : peurs, colère, abattement... Simplement, je parviens à m'en rendre compte plus vite qu'avant, à organiser les conversations internes appropriées et à retrouver ainsi mon équilibre et mon calme, grâce à ce précieux ami intérieur.

Accéder au Self est une compétence. C'est une forme de métacognition qui se renforce par la pratique. Les pratiques de pleine conscience de soi et de nos émotions dont nous avons parlé plus haut y contribuent nettement. Le changement de perspective que permettent les dialogues avec « mon meilleur ami » également. Et l'aide d'un coach ou thérapeute si possible formé à l'IFS est évidemment la voie royale. Nous verrons plus loin que s'appuyer sur son entourage peut aussi nous aider à dépasser nos résistances. Faire appel à l'équipe. Mais avant cela, ce qui peut aussi nous soutenir, c'est un changement de regard sur notre passé.

REVISITER SON PASSÉ

Lorsqu'on décide d'être un bon ami pour soi, on peut profiter de cette complicité bienfaisante pour revisiter son passé et le découvrir sous un jour nouveau.

Apprendre à réinterpréter les histoires que nous nous racontons à propos de notre vie nous aide à voir celle-ci sous un jour nouveau et à dépasser les limites que nos récits ruminés nous imposent. Cela nous apporte un autre éclairage et nous ouvre des perspectives différentes pour l'avenir. Rappelez-vous Julien, le héros du film *La Chance de ma vie*. La réinterprétation de ce qu'il considérait comme une cascade de malchances l'a aidé à comprendre que chaque événement « négatif » était en fait une pièce de puzzle qui construisait petit à petit une vie tout à fait enthousiasmante.

L'histoire qui suit, inspirée d'Alan Cohen, illustre la même idée.

Le lieutenant positif en toute chose

Il y a plusieurs siècles, dans un pays tropical, un grand roi explore une contrée inconnue en compagnie d'un de ses plus fidèles lieutenants. Ce dernier a la particularité de ne voir que le positif en toute chose. Et cela a tendance à énerver son entourage. Au cours de leur périple, le roi a soif. Pour étancher celle-ci, il cueille une noix de coco. Il veut l'ouvrir avec son sabre mais manque son mouvement et se coupe un orteil. Le lieutenant, observant le pied estropié de son regard positif, rassure le roi et lui dit que ce qui lui est arrivé est miraculeux.

Énervé par cette attitude face à sa douleur, le roi jette son lieutenant dans une fosse profonde et poursuit seul son exploration, se lamentant sur son grand malheur.

Deux heures plus tard, il se fait capturer par une tribu primitive. On lui apprend qu'il va être jeté en sacrifice dans le cratère du volcan avoisinant pour calmer les ardeurs de celui-ci. Mais avant cela, on va lui couper la tête et la réduire. Effrayé, le roi voit le grand sorcier Wadagandù s'approcher de lui en tenue de cérémonie, armé d'une terrible machette. Alors qu'il s'apprête à décapiter le roi, Wadagandù constate l'orteil manquant. Son visage se décompose. Dépité, il annonce à la tribu que le sacrifice ne peut avoir lieu dès lors que le corps n'est pas complet. Le roi est libéré et s'enfuit.

Après quelques minutes, alors qu'il reprend ses esprits, il réalise l'injustice dont il a fait preuve à l'égard de son fidèle lieutenant. La perte de son orteil s'est effectivement avérée un miracle puisqu'elle lui a sauvé la vie. Il court vers la fosse et y trouve son lieutenant en train de méditer tranquillement. Le roi l'aide à en sortir et lui raconte son histoire. Puis il plaint ce dernier de son infortune, condamné de manière indue et abandonné au fond de cette fosse.

Égal à lui-même, ce dernier explique que, pour lui aussi, cette expérience fut miraculeuse. Ne comprenant toujours pas, mais plus curieux cette fois, le roi le questionne : comment, pourquoi ? Et le lieutenant lui explique : « Si je vous avais accompagné, j'aurais été capturé en même temps que vous et moi, j'aurais fini décapité au fond du volcan ! »

Changer notre lecture du passé nous permet d'y repérer des éléments que nous considérions comme négatifs ou néfastes et de comprendre l'effet positif qu'ils ont pu avoir sur notre vie. Nous ne sommes plus freinés, nous sommes « boostés ». Cela nous apaise, nous réconforte et renforce notre confiance dans la vie. C'est ce qui est arrivé à Les Brown.

Abandonnés ou aimés ?

Les Brown et son frère jumeau furent adoptés à six semaines. Les se demandait régulièrement comment il était possible que son frère et lui aient été ainsi abandonnés. Il s'en plaint un jour à la télé. Une vieille amie l'appelle. Ils déjeunent ensemble. Elle lui explique : « Il est normal qu'une mère aime ses enfants après les avoir portés pendant neuf mois dans son ventre. Quand Mary Brown, votre mère adoptive, a rencontré ta mère, elle a tout de suite eu envie que vous soyez ses enfants, sans passer par cette étape. Tu n'as pas été abandonné, tu as été choisi avec amour. » Cette compréhension nouvelle lui a ouvert les yeux et, selon ses dires, a été un déclic pour sa vie.

Nombreuses sont les personnes qui se plaignent des difficultés de leur vie. Et je les comprends. Celle-ci peut être jonchée d'épreuves, parfois dramatiques. Il nous appartient cependant de décider de ce que nous pouvons faire au départ de ce qui nous arrive. Reconnaître et accepter les douleurs liées à nos blessures, pour ensuite les dépasser, avancer vers autre chose.

« L'important n'est pas ce qu'on fait de nous, mais ce que nous faisons nous-mêmes de ce que l'on a fait de nous » (Jean-Paul Sartre).

Le « développement face à l'adversité »

À l'instar de l'orteil perdu du grand roi, les accidents de la vie peuvent nous être très bénéfiques. On appelle ce phénomène « développement face à l'adversité » ou « développement post-traumatique ». Il a notamment été étudié pendant deux décennies par le psychologue Richard Tedeschi et ses collègues. Leurs recherches montrent qu'un traumatisme très sérieux peut entraîner des changements bénéfiques majeurs. Parmi les exemples cités fréquemment, celui d'habitants de Madrid, choqués par les attentats du 11 mars 2004. Nombreux sont ceux qui ont connu un développement psychologique positif. De même, de nombreuses femmes chez qui un cancer du sein est diagnostiqué connaissent ensuite une croissance personnelle significative.

Dans une interview réalisée par Marc de Smedt et Patrice Van Eersel pour l'excellent et regretté magazine et site *Clés*, Boris Cyrulnik explique[1] :

> *« Placez des gens dans une situation de bonheur total, où tous leurs vœux sont immédiatement exaucés, où rien ne vient contrarier leurs moindres désirs : ils se retrouvent vite malheureux. À partir d'une certaine dose, tout bonheur devient insoutenable. Par contre, mettez ces mêmes personnes dans un état de malheur, elles vont souffrir, mais aussi lutter : "Je vais me battre contre le malheur et le vaincre." C'est dans la résistance au malheur que les humains s'associent, se protègent les uns les autres, construisent des abris, découvrent le feu, luttent contre les animaux sauvages... et connaissent finalement le bonheur d'avoir triomphé de leurs peurs. »*

Notre amie Brigitte Durutty, par exemple, a échappé à la mort lors d'un naufrage en mer, puis a survécu à un cancer. Elle témoigne régulièrement des bouleversements que cela a induits dans sa conception de la vie. Elle raconte sa prise de conscience quant à l'importance de l'acceptation de la réalité comme première étape de tout changement. Brigitte a compris qu'elle avait d'importantes ressources en elle pour apporter des solutions à ses problèmes et veille aujourd'hui à partager ce message d'espoir le plus largement possible dans ses livres, ses conférences, ses ateliers.

L'analyse du « développement face à l'adversité » sous l'angle statistique menée par Tedeschi et son confrère Calhoun révèle trois grandes catégories d'évolutions :

- Un changement de la perception que la personne a d'elle-même.
  - Force personnelle : « Je peux survivre à tout. »
  - Nouvelles possibilités : « Je veux explorer de nouveaux intérêts ou m'adonner à de nouvelles activités. »
- Le changement dans les relations avec les autres : lien, proximité et compassion.

---

1. L'interview complète est accessible sur le site de *Clés*: *www.cles.com/debats-entretiens/article/pour-etre-heureux-il-faut-avoir-souffert*.

- Le changement au niveau de la philosophie de vie.
  - Plus grande appréciation de la vie (jouir des petites choses de la vie).
  - Vie spirituelle plus riche.

Mon propos n'est évidemment pas de faire l'éloge des drames de la vie. Mais comme nous ne sommes pas toujours en mesure de les éviter, il est important de savoir qu'ils peuvent aussi nous être bénéfiques. Tout dépend de l'état d'esprit qui est le nôtre. Pour simplifier la chose, les scientifiques ont identifié deux mentalités caractéristiques : victime et responsable.

Deux mentalités distinctes face à l'adversité

Une précision avant d'aller plus loin : il ne s'agit pas de remettre en cause le fait qu'une personne subissant une agression ou un dommage en est la victime. Bien au contraire, il est important de le reconnaître et d'attribuer à l'agresseur ou à l'événement externe (par exemple une maladie ou une tornade) toute sa responsabilité sur la situation. En revanche, la personne qui aura vécu cette agression peut s'enfermer dans un état d'esprit de victime. Son discours intérieur pourra ressembler à ceci : « Je n'ai vraiment pas de chance. C'est toujours à moi que ça arrive. Et ça ne changera jamais. » Ce n'est pas la situation de victime mais l'état d'esprit de victime qui la pénalise le plus ; et c'est très différent.

Shawn Achor[1] a étudié les états d'esprit face à l'adversité. Notamment en proposant le scénario suivant à des dirigeants et des cadres d'entreprise. Les résultats obtenus ont été constants malgré la diversité des pays :

> « Imaginez un instant que vous entrez dans une banque. Cinquante personnes sont présentes. Arrive un braqueur qui tire un coup de feu. Vous êtes blessé au bras droit.
>
> Supposons maintenant que vous racontiez cet événement à des amis et des collègues, le lendemain. Allez-vous le décrire comme quelque chose d'heureux ou de malheureux ? »

---

1. Shawn Achor, *Comment devenir un optimiste contagieux*.

Des réponses très contrastées

Les réponses qu'Achor obtient sont, en général, aussi passionnées qu'opposées. Pour 70 % des dirigeants, c'est le comble de la malchance. Pour les 30 % restants, c'est une chance fantastique. Voici donc un même événement interprété de manière radicalement différente. Pour le psychologue, la vraie révélation survient quand il interroge les cadres sur les motivations de leurs réponses. Ceux qu'il appelle les malchanceux disent par exemple : « J'aurais pu entrer dans n'importe quelle autre banque, à n'importe quel moment. Ce type d'incident ne se produit presque jamais. N'est-il pas malheureux que je me sois trouvé là ? Et qu'en plus on m'ait tiré dessus ? » ou : « J'ai pris une balle dans le bras ; objectivement, c'est ce qui s'appelle "jouer de malchance". »

Les réactions qu'entend Achor sont parfois pires (essentiellement auprès de cadres de Wall Street) : « Au moins cinquante personnes se trouvaient dans la banque. Il y en avait sûrement une qui méritait plus que moi de se faire tirer dessus. »

Dans l'autre groupe, les interprétations sont fondamentalement différentes : « J'aurais pu être touché ailleurs qu'au bras et bien plus gravement. J'aurais pu mourir. J'ai l'impression d'avoir une veine incroyable » ou bien : « C'est stupéfiant que personne d'autre n'ait été blessé. Il y avait au moins cinquante personnes dans la banque, y compris des enfants. Quelle chance que tous soient encore là pour raconter l'histoire. »

Shawn Achor constate que, quelle que soit l'orientation des témoignages et malgré leur diversité, la démarche mentale est identique : le cerveau invente une hypothèse « contrefactuelle », à laquelle il va comparer le scénario réel. D'une part, il y a les faits tels qu'ils sont présentés (le braquage, le tir, la blessure). D'autre part, il y a un autre scénario imaginé par la personne, qui compare alors les deux scénarios (la réalité et le contrefactuel) pour en tirer des conclusions. Si le scénario imaginé est meilleur – « le braquage aurait pu avoir lieu dans une autre banque, ou j'aurais pu ne pas être blessé » –, alors la personne se plaindra de son sort. Si, au contraire, le scénario contrefactuel est pire, la personne se réjouira de l'issue réelle « quelle chance qu'il n'y ait pas eu plus de blessés ».

Les styles explicatifs

Les recherches démontrent qu'opter pour un scénario contrefactuel pire et en tirer une conclusion optimiste (j'ai eu de la chance) nous est bénéfique. On appelle cette manière de penser un « style explicatif optimiste ». Il nous fait nous sentir mieux et contribue à renforcer notre motivation et nos performances. Nous pensons que les événements désagréables et traumatisants sont temporaires, limités et indépendants de notre responsabilité. Par ailleurs, nous considérons avoir contribué aux événements positifs de notre vie et pensons que ceux-ci vont durer dans le temps et auront des répercussions favorables sur l'ensemble de notre existence.

Au contraire, un « style explicatif pessimiste » (je n'ai pas eu de chance, ça aurait pu/dû se passer mieux) rend l'adversité plus menaçante qu'elle ne l'est réellement. Cette transformation de la réalité laisse alors aux obstacles le pouvoir d'exercer sur nous une influence disproportionnée car nous voyons les risques beaucoup plus grands qu'ils ne le sont objectivement. Notre confiance s'amenuise. Nous considérons que les expériences désagréables sont définitives et généralisables : « Ce sera toujours comme ça pour moi. » Nous pensons être responsables de ces événements négatifs et nous nous dévalorisons. Dès lors, nous nous condamnons à vivre dans la négativité.

« Tous les dragons de notre vie sont peut-être des princesses qui attendent de nous voir beaux et courageux. Toutes les choses terrifiantes ne sont peut-être que des choses sans secours, qui attendent que nous les secourions »
(Rainer-Maria Rilke).

Se responsabiliser face à l'adversité

À côté de l'état d'esprit de victime, nous pouvons aussi adopter l'état d'esprit de responsabilité dont nous avons déjà parlé. La première étape consiste à regarder et accepter la réalité telle qu'elle est, puisque nous ne pouvons changer les faits. Attribuons la responsabilité de l'événement au réel déclencheur (intempérie, maladie, agresseur...). Puis imaginons ce que nous pourrions entreprendre nous-même pour tirer le meilleur parti de cette situation.

Les exemples de personnes confrontées à des difficultés exceptionnelles, qui se sont responsabilisées par rapport aux accidents de la vie, sont nombreux.

C'est le cas du scientifique Stephen Hawking. Ce brillant mathématicien, physicien théoricien et cosmologiste de génie, aurait pu s'effondrer et se laisser complètement péricliter lorsqu'il a appris être irrémédiablement victime de la maladie de Charcot. Cette maladie dégénérative des neurones moteurs lui a enlevé presque tout contrôle neuromusculaire. Alors qu'il ne peut plus ni marcher ni se nourrir seul depuis 1974, il est devenu une personnalité médiatique de premier plan dans le domaine scientifique. En 1985, suite à une pneumonie, il subit une trachéotomie qui va le priver définitivement de la parole. Il ne communique désormais plus qu'à l'aide d'une tablette actionnée par les muscles de sa joue puis par ses lèvres et un sourcil, à raison de cinq mots à la minute. À force de courage et de volonté, Hawkins a poursuivi ses recherches et publié plusieurs livres dont certains sont devenus cultes. Parmi ceux-ci, *Une brève histoire du temps* est resté sur la liste des records des best-sellers du *Sunday Times* pendant deux cent trente-sept semaines consécutives.

Autre exemple de responsabilisation courageuse face au drame, Christopher Reeve, l'acteur américain rendu célèbre notamment par son rôle dans la saga *Superman*. En 1995, à la suite d'une chute de cheval, il devient tétraplégique. En d'autres termes, il est paralysé des épaules aux pieds et dépend d'un respirateur artificiel. Il ne peut plus bouger que la tête rattachée à la colonne vertébrale après une longue opération. Les premiers jours, souffrant de delirium et totalement abattu par son état, il pense à se suicider mais finalement, lui non plus ne se laisse pas abattre. Au contraire, soutenu par sa femme, Dana, et ses trois enfants, Reeve se reconnecte à la vie et décide de consacrer toute son énergie à sa rééducation. Bien sûr, sa nouvelle condition nécessite une volonté de fer et une assistance médicale importante, mais il en a les moyens.

Convaincu qu'on parviendra un jour à soigner la paralysie, il multiplie les exercices physiques, stimule en permanence son corps pour le maintenir en bonne santé : traitements électriques pour maintenir la masse musculaire, séances sur table inclinée pour l'amélioration de la densité osseuse et marche sur tapis roulant attaché par un harnais. Petit à petit, les efforts quotidiens s'avèrent payants. Dès 2002, il recouvre sa sensibilité au toucher, à la douleur, et réalise même l'impossible exploit de bouger un doigt et l'extrémité d'une jambe. Une prouesse que le monde scientifique tente encore d'expliquer aujourd'hui. Parallèlement à cela, il s'engage pour l'amélioration de la vie des personnes tétraplégiques, et crée, avec sa femme, la Fondation Christopher et Dana Reeve, pour soutenir la recherche sur la réparation de la moelle épinière.

Bien sûr, ces exemples sont extrêmes. Mais ils illustrent parfaitement l'idée que, quelle que soit la malchance qui nous frappe, nous avons toujours la possibilité de regarder les parts de responsabilité qui nous restent pour faire face au mieux de nos possibilités.

Martin Seligman explique que cette façon de penser plus optimiste est grandement déterminée par les expériences antérieures, en particulier celles faites dans l'enfance. Ce qui ne veut pas dire que, si vous vous reconnaissez plutôt dans un état d'esprit de victime ou un style explicatif pessimiste, vous soyez condamné à le rester pour le restant de vos jours. La plasticité mentale, encore et toujours, nous confirme que changer est possible. Il suffit de se... responsabiliser, de prendre les choses en main pour clarifier vos pensées puis les questionner et les remettre en cause.

Voici une démarche qui aide à basculer d'un style explicatif pessimiste vers un style optimiste.

RÉINTERPRÉTER LES ÉVÉNEMENTS DE VOTRE VIE AVEC L'APPROCHE ABCDE

Les cinq initiales de cet exercice, créé à l'origine par Martin Seligman, viennent de l'anglais.

A pour *adversity* (l'adversité) ;

B pour *belief* (les croyances) ;

C pour *consequence* (les conséquences) ;

D pour *disputation* (le débat) ;

E pour *energization* (l'énergie positive).

Je vous propose de l'utiliser pour revisiter un événement de votre passé qui vous semble pesant, qui vous empoisonne depuis longtemps. Vous pouvez télécharger, depuis mon site, une feuille de travail plus commode à utiliser. Je vous conseille aussi de parcourir l'exemple proposé ci-après, avant de le commencer.

A. **L'adversité**. Quels sont les faits réels ? C'est une description factuelle et sans jugement de l'événement qui a déclenché votre difficulté. Qui, quoi, où... ?

....

....

B. **Les croyances**. Comme nous l'avons vu avec le scénario du braquage de la banque, il est possible d'interpréter l'événement décrit ci-dessus de plusieurs manières différentes. Comment l'avez-vous fait jusqu'à présent ? Quelles ont été vos réactions ? Comment en expliquez-vous les causes ? Pourquoi avez-vous réagi comme ça ? Quelles conclusions en avez-vous tirées pour votre avenir ? Avez-vous considéré cet événement comme quelque chose de ponctuel, aux conséquences limitées dans le temps ou, au contraire, en tirez-vous une généralisation (ça se passe/passera toujours comme ça pour moi) ?

....

....

C. **Les conséquences**. Considérez-vous cet événement plutôt comme une chance ou une malchance pour vous ? Va-t-il plutôt vous apporter des conséquences positives ou va-t-il vous pénaliser ? Longtemps ?

....

....

D. **Le débat**. C'est le moment de remettre en cause vos croyances habituelles et d'envisager d'autres analyses des faits, d'imaginer d'autres scénarios contrefactuels.

Commencez par reconnaître que vos croyances ne sont que des croyances ! Ce ne sont pas des faits. Ce sont des ensembles de pensées produites par le cerveau, et que l'on peut donc faire évoluer.

Pour que votre débat soit productif, je vous conseille d'extérioriser une partie de l'argumentation en imaginant que vous discutez vraiment avec

« votre meilleur ami ». Voici quelques questions utiles pour animer vos discussions.

Vos croyances à propos de cet événement vous font-elles plutôt du bien ou du tort ? Sur quelles preuves matérielles vous appuyez-vous pour croire cela ? Qu'est-ce qui pourrait faire douter de la véracité de ces preuves ? Qu'est-ce qui pourrait prouver qu'elles sont fausses ? Si c'était un bon ami qui était dans la situation que vous avez décrite au point A, le laisseriez-vous entretenir de telles croyances ? Que lui citeriez-vous comme alternative ? Quelles autres interprétations de cet événement pourriez-vous lui proposer ? Quels sont les pires scénarios contrefactuels qui ont été évités ?

....

....

E. **L'énergie positive**. Quelle énergie nouvelle ressentez-vous suite au changement de vos croyances et de votre vision de l'événement ? Quels sont les dix avantages principaux de la situation vue sous ce nouvel angle ? Quels sens positifs pourriez-vous donner à cet événement ?

....

....

Exemple d'utilisation de cette démarche

Cécile est envahie de doutes. En apparence, tout va bien, mais son mode de vie manque totalement de sens à ses yeux. Au contraire, elle est remontée contre le système et souhaite contribuer à le changer, ce qui renforce son envie de s'impliquer dans une activité sociale ou citoyenne, dans un pays où la population a besoin d'aide.

Ces derniers mois, sa situation s'est compliquée. Les tensions avec Chris et ses parents rendent son travail et leur vie commune chaotiques. Ses propres parents l'incitent à accepter « la vie normale », à remettre les pieds sur terre et à accepter les perspectives de création de famille que Chris lui propose. Cécile l'aime et a envie de lui faire plaisir, mais ses tripes lui disent de ne pas se plier au système. Elle est tiraillée et souffre.

Du coup, Chris commence à baisser les bras, à s'éloigner... Il est découragé. Et les parents de Cécile la culpabilisent. « Tu as tout pour toi. Nous aussi, on a fait des boulots qu'on n'aimait pas trop pour avoir les moyens de vous éduquer, ta sœur et toi... Il est temps que tu t'adaptes. Tu ne vas pas lâcher la proie pour l'ombre. » Alors Cécile cherche à se couper de ses rêves. Elle prend un verre de vin ou deux, regarde la télé, puis avale un anxiolytique et va se coucher.

Ce que Cécile a appris grâce à cette démarche

A. **L'adversité**. Malgré mes explications, personne, autour de moi, ne me soutient dans ma démarche ou ne fait ne fût-ce que mine de me comprendre.

B. **Les croyances**. Je n'ai pas le droit de vivre la vie qui me plairait vraiment ; je dois vivre comme mes parents me l'imposent. Je dois être folle d'imaginer une autre vie. Pourtant, notre société est malade. J'aimerais participer à l'émergence d'un nouveau monde, plus généreux, plus altruiste, mais je n'en ai pas le droit. Tout le monde rejette mes idées (Chris, mes parents…). Personne ne me comprend.

C. **Les conséquences**. Je me sens découragée, inutile, cinglée, stupide. J'ai envie de fuir, d'être ailleurs. Je ne me sens nulle part à ma place, ni au bureau ni dans mon couple ou ma famille.

D. **Le débat**. La première chose que le regard extérieur de « mon meilleur ami » m'apporte est la prise de conscience que de telles croyances ont un impact très négatif sur mon moral. Je ne m'en rendais pas compte. En fait, elles me découragent tout à fait. Je comprends qu'avec des pensées comme ça qui tournent en boucle dans ma tête, j'ai tendance à perdre toute confiance en moi et à douter du bien-fondé de mes désirs.

Quand je regarde la réalité, je vois que j'ai quand même un sacré courage et que le monde a besoin de gens qui osent aller « contre le courant ». Je lis et vois à la télé des reportages sur des personnes pas si différentes de moi, qui ont osé lâcher leur confort, se sont engagées pour des causes. Je me sens émue et inspirée lorsque je vois leurs témoignages et l'impact de leurs actions.

Partir quelques mois ou un an, pour vivre l'expérience et m'en faire une opinion, ne représente pas un risque gigantesque. J'ai un bon CV : j'ai assez bien réussi mes études, fait de bons stages et les gens pour qui je travaille actuellement sont très contents de moi. Je suis sûre qu'ils me feraient d'excellentes recommandations. Peut-être même qu'ils me reprendraient si je désirais revenir.

Quant à Chris, je constate quand j'y réfléchis vraiment que, si c'était lui qui me parlait de sa passion, de ce qu'il se sentait inspiré de faire, du fond de ses tripes, je le comprendrais et j'essayerais de voir comment faire évoluer nos vies pour rendre ça possible, sans m'oublier moi-même. Donc, s'il m'aime vraiment, il peut aussi faire l'effort de comprendre que j'ai ça en moi, qu'une autre vie m'appelle, qui ne vise pas à l'évincer, au contraire. Que j'ai besoin de ça, et qu'il ferait bien de se remettre lui-même en question. Si tout le monde vivait comme nous, le monde irait à sa perte. « Soyons le changement que nous voulons pour le monde ! »

Enfin, mon meilleur ami me challenge un peu, me forçant à reconnaître que, ces derniers temps, j'ai baissé les bras. J'aurais pu aller voir quelques ONG ou entrer en contact avec des personnes qui ont vécu cette expérience. Je pourrais discuter avec Benoît, le responsable de la stratégie de ma boîte. Il partage quand même pas mal mes idées et pourrait me conseiller, m'orienter. Je vais en tout cas passer à l'action. Ça me donnera une meilleure idée de ce à quoi je pourrais m'attendre et clarifiera mes intentions.

E. **L'énergie positive**. Prendre la peine de regarder avec recul et sous différents angles la situation, m'aide à reprendre confiance en moi. Je me sens plus vivante tout à coup. J'ai envie de me remettre à faire plus de sport, à manger plus sainement, à arrêter les calmants. J'ai envie de passer à l'action, plutôt qu'attendre et me lamenter ou râler. Je vais aller manger avec Béatrice. Elle travaille dans le monde associatif et m'aidera à réfléchir. Ça va nous amuser en plus. Du coup, je me sens plus légère, joyeuse...

Avec cette démarche ABCDE, Cécile est parvenue à identifier des croyances limitantes, cet ensemble de pensées qui la privaient de sa capacité de faire face à ses enjeux. Elle a pu voir plus clair sur la situation et remettre en cause ses généralisations « je n'ai pas le droit ». Elle a identifié la part de responsabilité qui lui revenait dans les difficultés (attentisme, doute, plaintes, colère...) et, grâce à cela, elle a récupéré son pouvoir d'action. Elle a élaboré un plan d'action, ce qui lui a redonné confiance. Elle a retrouvé de l'énergie, de la joie de vivre ainsi que l'accès à certaines ressources internes (sa proactivité) et externes (l'aide de Béatrice).

Prendre conscience de notre impressionnante capacité de rebond

Il est bon de savoir que notre résilience naturelle (la capacité à rebondir après une épreuve) est très supérieure à ce que nous imaginons. L'évolution de notre biologie au cours des millénaires nous a rendus particulièrement capables de dépasser les échecs, les difficultés, les drames. Je me souviens de cette conférence sur « la surprenante science du bonheur[1] » où le professeur Dan Gilbert montre deux photos côte à côte. À gauche, un homme tient le chèque géant de 314 900 000 dollars

---

1. Dan Gilbert, « The Surprising Science of Happiness », conférence TED, *www.ted.com*.

qu'il vient de gagner. À droite, un homme en chaise roulante : il vient de devenir hémiplégique. Et Gilbert demande au public lequel des deux sera le plus heureux un an plus tard. La réponse me semblait évidente. Je ne comprenais même pas pourquoi il posait cette question. En réalité, aussi contre-intuitif que cela puisse paraître, des études portant sur de multiples personnes ayant vécu ces deux mêmes types d'événement révèlent qu'après un an, leurs niveaux de bonheur sont similaires à ce qu'ils étaient avant l'incident. L'un et l'autre se sont habitués à leur nouvelle condition. L'événement n'a plus d'impact significatif sur leur niveau de bonheur ressenti.

Cette étude est déterminante car elle prouve ce que les philosophes disent depuis longtemps, à savoir que notre bonheur ne dépend pas des événements mais de notre réaction à ceux-ci. Comme nous avons le pouvoir de faire évoluer ces réactions, nous pouvons donc apprendre à changer notre relation au passé, comme au futur d'ailleurs, pour que celle-ci nous soit bénéfique plutôt que néfaste.

Vous vous trompez !

À ce propos, je ne résiste pas à l'envie de citer les multiples fausses croyances communément admises aujourd'hui et soutenues par notre culture. Elles sont présentées en synthèse par Sonja Lyubomirsky dans son excellent livre *Qu'est-ce qui nous rend vraiment heureux ?* Quoi qu'il en soit, sachez que, quelles que soient vos croyances listées ci-dessous, des études scientifiques rigoureuses prouvent que vous vous trompez !

Je serai heureux quand…

- j'aurai trouvé l'âme sœur ;
- j'aurai des enfants ;
- je trouverai le travail parfait ;
- je serai riche.

Je ne serai plus heureux si…

> mon couple s'écroule ;

> je n'ai pas de partenaire ;

> je n'ai pas d'argent ;

> je ne suis jamais médecin ou astronaute ;

> les plus belles années de ma vie sont derrière moi ;

> les résultats de mes examens médicaux sont mauvais.

De fait, la science nous montre que la logique est inverse : nous ne serons pas heureux quand nous aurons plus de réussite, mais nous aurons plus de réussite quand nous serons plus heureux. La priorité est donc de créer des conditions favorisant le fait d'être heureux. La qualité des relations que nous entretenons avec nous-mêmes en est une des principales. Voici une manière d'y contribuer.

LE JOURNAL DES MEILLEURS SOI POSSIBLES

Asseyez-vous confortablement dans un endroit calme et prévoyez entre un quart d'heure et une demi-heure de tranquillité. Respirez en conscience pendant une minute au moins, puis pensez à ce que vous attendez de votre vie dans un, cinq ou dix ans. Visualisez votre propre avenir comme si tout s'était passé de la meilleure manière possible. Vous avez donné le meilleur de vous-même, travaillé dur et atteint tous vos objectifs. Notez ce que vous imaginez.

Par ce petit exercice, vous mettez en quelque sorte vos « muscles d'optimisme » en action. Peut-être qu'au début, penser à votre avenir le plus brillant ne sera pas spontané. Dans ce cas, ayez le réflexe de poser la question à votre ami intérieur et écoutez ce qu'il vous raconte. Avec un peu de persévérance et d'entraînement, vous y parviendrez. Il est donc recommandé de compléter votre « journal des meilleurs soi possibles » au moins trois jours d'affilée. L'effet de ces moments d'écriture peut être étonnant.

Pourquoi changer nos croyances est-il parfois si difficile ?

Nous sommes souvent très attachés à nos croyances, même et peut-être surtout, lorsqu'elles nous font du tort. Beaucoup de personnes, comme Marie, dépensent une énergie folle pour qu'on leur donne raison à propos de tout ce qu'elles pensent et qui leur fait du tort. Elles multiplient les résistances dans des démarches comme l'ABCDE ou lorsque nous essayons de les sensibiliser au fait que ce qu'elles expriment ne sont que des pensées et que la réalité est peut-être différente. Elles s'enflamment en prétendant que, c'est sans doute vrai pour les autres, mais que pour elles, c'est différent. Qu'est-ce qui les enferme dans une telle posture mentale ?

Ici encore, une faible estime de soi est à l'œuvre. Marie pense qu'elle n'est pas « assez ». Pas assez intelligente, belle, gentille, aimante, drôle… Cette « méta-croyance » (conviction intime qui se place au-dessus des autres pensées et les influence) tourne en boucle dans sa tête, bloquant toute idée qui mettrait cette « vérité » en péril. La honte est à l'œuvre. Ce que Marie redoute par-dessus tout, c'est le rejet social, associé dans les parties les plus anciennes du cerveau humain à une mort probable. Cette peur la paralyse et inhibe toute tentative d'évolution.

Pour la dépasser, Marie devra apprendre à cultiver la compassion, la curiosité, le calme, le courage… Autant de qualités appréciées chez nos amis et qu'elle va pouvoir laisser émerger en elle. C'est ce que nous allons voir au prochain chapitre.

6 Maintenant qu'on est amis, que fait-on ?

Arrêtons-nous un instant pour faire le point en partant de l'hypothèse suivante :

- Vous avez envie de renforcer votre amitié avec vous-même et d'améliorer la qualité de votre vie.

- Vous comprenez pourquoi c'est important de le faire et avez expérimenté des premières démarches qui aident à renforcer votre auto-amitié.

- Vous avez éclairci vos idées à propos de ce qui vous importe vraiment (vos valeurs et vos intentions de vie), vous voyez plus clair sur vos qualités, vos atouts.

- Vous vous entraînez à vous parler comme le ferait un très bon ami.

- Vous sentez naître en vous les premiers signes qui montrent que votre confiance en vous se renforce.

- Vous aimeriez aller plus loin et vous êtes décidé à exploiter ces atouts et cette amitié interne naissante pour faire évoluer votre vie.

Qu'est-ce qui pourrait faciliter votre démarche ?

Pour commencer, je vous propose de passer un peu de bon temps avec vous-même. Voici deux pratiques qui y contribuent et me détendent beaucoup. Faites-les régulièrement. En vous entraînant à vous faire du bien, non seulement vous vous sentirez mieux, mais cela contribuera à la qualité de votre vie, de vos relations, de votre travail… Soyez généreusement égoïste ou égoïstement généreux, selon ce que vous préférez, mais faites-le !

La première pratique est inspirée par Alan Cohen et son livre *Enough Already* (littéralement : « déjà assez »). Il nous invite à changer, pendant une journée, le regard que nous portons sur nous-même, notre vie, nos proches, nos biens, nos activités…

Une journée pas comme les autres…

Pendant une journée, imaginez que ce que vous avez et ce que vous êtes est « assez ». Pour ce jour au moins, être comme vous êtes et avoir ce que vous avez vous suffisent et vous satisfont amplement. Pas besoin de plus.

Commencez par vous regarder dans un miroir et prenez le temps d'apprécier ce que vous voyez, comme un parent aimant se délecte de voir son enfant. Pensez à votre grand amour, votre parent, votre enfant ou votre patron, et listez tout ce que vous aimez en ces personnes en laissant totalement de côté ce qui pourrait clocher. Consultez votre compte bancaire et, au lieu de vous plaindre du solde trop faible ou du prix élevé du carburant et des supermarchés, remerciez toutes les personnes qui ont contribué à ce que vous puissiez disposer de votre carburant, de votre nourriture. Au travail, célébrez les clients ou les projets qui vous sont confiés au lieu de vous lamenter à propos de ceux que vous n'avez pas.

Si vous faites sincèrement et régulièrement cette expérience, même au cours d'une seule journée, votre vie va changer. Vous vous sentirez mieux et les choses vont devenir plus fluides. Vous reconnaîtrez que vous avez beaucoup plus de richesses à votre disposition que vous ne le réalisiez. Vous vous rendrez compte que ce que vous avez n'est pas juste assez, mais beaucoup, et pourrez ressentir de la gratitude à cet égard.

Et puis, voici une petite bulle de légèreté, rien que pour le plaisir (même si se faire plaisir peut s'avérer très utile !). À n'éviter sous aucun prétexte.

LES VACANCES QUOTIDIENNES !

Comme la plupart de nos contemporains, vous manquez sans doute de temps pour faire tout ce que vous avez à faire, et encore plus pour vous permettre de savourer et d'apprécier les bonnes expériences de votre vie.

La recherche scientifique montre que, plutôt que leur intensité, c'est la fréquence des émotions et des sentiments positifs qui serait prédictive de notre niveau global de bonheur. Concrètement, cela signifie qu'il est plus efficace d'augmenter le nombre de nos expériences positives, plutôt que de les intensifier. « Les vacances quotidiennes » est une pratique conçue à cette fin. Elle ne vous prendra que très peu de temps (cinq minutes par jour devraient suffire en moyenne), ce qui vous permettra de pratiquer quotidiennement pendant une semaine.

De plus, vous allez pouvoir choisir des vacances différentes chaque jour. Par exemple, faire une courte promenade, bavarder avec un ami, prendre un bain chaud, regarder le lever du jour en sirotant un thé ou un expresso. La seule limite est votre imagination. Il suffit de choisir quelque chose que vous aimez faire et de décider de vous accorder cinq minutes par jour pour vous l'offrir.

Avant de commencer, rappelez-vous que vos vacances, fussent-elles quotidiennes, sont des moments de détente. Laissez de côté un instant vos soucis et vos craintes. Soyez présent à l'expérience et ressentez agréablement ce qui se passe. Quelles sensations et émotions positives rencontrez-vous ? Prenez-en une photo mentale. Ce sera la carte postale que vous ramènerez !

Vous hésitez à vous accorder cette liberté-là ? Interrogez votre meilleur ami. Que vous conseille-t-il ? Continuer la vie comme précédemment ? Ou introduire un peu de qualité supplémentaire, un peu de plaisir et de bien-être ? Osez vous offrir ce mini-plaisir.

Après vos vacances quotidiennes, pensez à choisir et à planifier celles du lendemain. Et prenez un instant pour anticiper le plaisir que vous en tirerez. La recherche, encore elle, confirme que cela intensifie la satisfaction.

Chaque jour, avant de vous coucher, consacrez quelques minutes à vous souvenir des émotions positives savourées pendant la journée. À la fin de la semaine, prenez une dizaine de minutes pour passer en revue toutes les expériences et les émotions positives de ces sept jours. Comment avez-vous vécu cette semaine par rapport aux précédentes ? Quelles sont les différences éventuelles ? Comment vous sentez-vous maintenant ?

Comment serait votre vie si vous pratiquiez cet exercice tous les jours, toute l'année ?

Faites l'expérience et dites-moi ce que ça vous aura apporté.

Bonnes vacances quotidiennes !

Après ces moments de détente, voici quelques pistes pour faire évoluer votre vie.

Nous commencerons par explorer une approche assez fascinante nommée « The Work » (le Travail) proposée par Byron Katie. Je vous proposerai ensuite quelques méthodes d'« empuissancement ». Ce néologisme issu du Québec est une traduction littérale de l'anglais *empowerment*. Il s'applique à ce qui contribue à renforcer notre puissance intérieure, notre pouvoir d'action. Puis, nous verrons comment nous appuyer sur le mécanisme des habitudes pour infuser durablement des changements bénéfiques dans notre quotidien. Nous finirons en découvrant une manière nouvelle de piloter notre vie et de valider régulièrement notre itinéraire.

« LE TRAVAIL » DE BYRON KATIE POUR RENOUER AVEC NOTRE PUISSANCE INTÉRIEURE

Byron Katie Reid est américaine. À la trentaine, elle fait une dépression très profonde, qui va durer dix ans, s'aggravant encore les deux dernières années au point que Katie n'est même plus capable de quitter sa chambre. Jusqu'à cette matinée pas comme les autres : alors qu'elle est au plus profond de son désespoir, elle vit une expérience d'éveil qui, déclare-t-elle, a transformé sa vie.

À cet instant, elle comprend que lorsqu'elle croit ce que lui chuchotent ses pensées, elle souffre, et lorsqu'elle ne les croit pas, elle ne souffre pas. Ce qui causait sa dépression n'était pas le monde autour d'elle, mais les croyances qu'elle avait à propos de ce monde : « Mon mari devrait m'aimer davantage. Mes enfants devraient m'apprécier. » Le problème ne venait pas de ses pensées, mais de son attachement farouche à ses pensées.

Elle se rend compte qu'au lieu d'essayer désespérément de changer le monde pour qu'il se conforme à ses croyances à propos de « ce qu'il devrait être », elle peut questionner celles-ci jusqu'à découvrir la réalité telle qu'elle est, et ressentir alors une liberté et une joie inimaginables. Katie, en dépression depuis dix ans, clouée au lit, suicidaire, devient une femme débordante d'amour pour tout ce que la vie apporte. Elle élabore alors une démarche simple et puissante de questionnement qu'elle appelle *The Work*, afin d'aider chacun à apprendre à se libérer par soi-même. Depuis, elle consacre sa vie à partager cette approche à travers ses livres (dont le best-seller *Aimer ce qui est*, traduit en une trentaine de langues), ses conférences, ateliers et séminaires suivis par des millions de personnes dans le monde entier. J'ai eu la chance de participer à l'un d'eux, à Paris, et cela s'est avéré très éclairant pour moi.

« Le Travail » consiste à revisiter notre réalité et, notamment : ce qui est, ce qui dépend de nous, des autres, de l'univers ; ce dont on se plaint. En clarifiant (par écrit) nos croyances (les pensées auxquelles nous sommes attachés, parfois depuis très longtemps), nous pouvons alors commencer à les retourner, ce qui aide à les remettre en question, à percevoir que d'autres pensées peuvent aussi exister. Et donc que nos croyances ne sont pas la réalité.

Le Travail proposé par Byron Katie se fait en trois étapes :

- la clarification de nos pensées ;
- l'investigation de nos pensées ;
- le retournement de nos pensées.

Vous trouverez sur monmeilleurami.info toutes les références sur l'approche de Byron Katie et des liens vers des ressources qu'elle met à notre disposition. Je vous propose aussi un document expliquant en détail la démarche ainsi qu'une illustration pratique avec l'exemple de Chris, le compagnon de vie de Cécile. Il ne la comprend pas. Pour lui, tout va bien dans leur vie. Qu'est-ce qui lui prend de vouloir « tout casser » ? Pourquoi cette envie de s'investir dans une ONG ? Elle sera plus efficace si elle continue son job et ils pourront, chaque année, donner de l'argent pour soutenir une cause. « Où est le problème ? »

« Le Travail » est une démarche qui demande du temps, du courage, mais qui soulage et libère puissamment. Comme souvent dans la vie, l'intensité de notre engagement et de nos efforts est largement compensée par les bienfaits qu'on en tire. Ayant utilisé à plusieurs reprises « Le

Travail », je ne peux que vous recommander d'y consacrer le temps nécessaire pour des sujets qui vous polluent l'esprit depuis longtemps, pour des croyances qui vous font ruminer des pensées qui vous nuisent. Vous récupérerez une liberté de penser, de la sérénité, de la puissance d'action. Vous vous sentirez en paix avec vous-même.

« EMPUISSANÇONS-NOUS ! »

Traduction littérale de l'anglais *empowerment*, l'empuissancement est le nom donné à ce que nous pouvons faire pour renforcer notre puissance intérieure, progresser vers le meilleur de nous-même et nous approprier nos pouvoirs. Dans *Power Patate*, Florence Servan-Schreiber cite, parmi ceux-ci, les capacités innées, les styles, les fluides et les ingrédients qui font de nous une super-personne. La première chose que vous pouvez faire pour renforcer vos pouvoirs, c'est de vous en rappeler ! Alors, n'oubliez pas de relire régulièrement les résultats de votre « enquête appréciative ». Relisez vos qualités, savourez-les et appuyez-vous sur elles. Il est plus utile et efficace de renforcer nos forces que de corriger nos faiblesses.

En améliorant notre pouvoir d'action et d'influence, nous augmentons nos capacités à prendre notre vie en main, à oser entreprendre ce qui est important pour nous, à diminuer notre dépendance à l'égard des autres. Cela contribue aussi à l'amélioration du regard que nous portons sur nous-même, au renforcement de la confiance en soi et de l'estime de soi. Voici quelques manières efficientes de vous empuissancer. Comme toujours, les lire ne vous aidera pas. Aimer est une action, pas un état. S'aimer est une action orientée vers soi. Seule la mise en œuvre de ces pratiques vous permettra de progresser. Choisissez celles qui vous conviennent et appuyez-vous sur votre ami intérieur pour les faire. Et si vous décidez de ne pas les faire tout de suite, rappelez-vous l'importance de décider au moins maintenant du moment où vous les ferez.

Acceptons d'assumer à 100 % notre responsabilité sur notre vie

Assumer pleinement notre responsabilité est le premier levier pour récupérer notre puissance intérieure. Pour clarifier cette proposition, voici une formule que l'on doit à Bob Resnick, un expert en Gestalt-thérapie[1].

$$E + R = C$$

Événement + Réponse = Conséquence

En résumé, nos expériences de vie sont les **C**onséquences de notre manière de **R**éagir aux **É**vénements qui interviennent dans notre vie. Ces événements peuvent être des opportunités qui s'offrent à nous, des difficultés, des crises prévisibles ou pas. Ils ne sont jamais que le cours de la vie : des faits très concrets qui se matérialisent au cours de nos existences d'êtres humains. Comme la gravité ou le vent, lorsqu'ils adviennent, ils sont des réalités sur lesquelles nous n'avons pas de contrôle direct. Que vous gagniez à la loterie, ratiez votre train, fassiez l'objet d'une nomination à un nouveau poste ou d'un licenciement collectif, rencontriez une personne charmante ou un agresseur, il s'agit, au moment où ils se déroulent, de faits que vous ne pouvez pas supprimer. Vous ne pouvez remonter dans le temps pour éviter ce maudit embouteillage et réussir à prendre ce train qui vient de partir sous vos yeux. Vous ne pouvez changer de job un an plus tôt si vous ne l'avez pas fait à ce moment-là. En revanche, ce sur quoi vous avez du pouvoir, c'est sur votre réponse à l'événement, sur la réaction que vous choisissez de mettre en œuvre pendant et après celui-ci. Ces réponses peuvent être de trois types : vos pensées, les images que vous avez dans votre tête et vos actions, ce qui inclut vos paroles.

---

1. S'inscrivant dans le courant de la psychologie humaniste, existentielle et relationnelle, la Gestalt-thérapie a vu le jour dans les années 1950. Elle vise à développer l'autonomie, la responsabilité et la créativité de la personne. Elle s'intéresse à l'humain en tant qu'individu, mais aussi à ses interactions avec ses environnements personnels, professionnels ou sociaux. Elle favorise un dialogue constant entre pensées, émotions et sensations corporelles. Pour en savoir plus : *www.gestalt-therapie.org*.

Étymologiquement, « respons-abilité » est notre capacité à répondre. En acceptant de reconnaître et d'assumer pleinement celle-ci, nous augmentons de manière impressionnante notre pouvoir de transformation de notre vie.

Qui est responsable de nos réactions ?

Si, la première fois que je vous rencontre, je vous dis que vos yeux sont mauves, il est probable que vous ne me croirez pas. Tout simplement parce que vous savez qu'ils sont bleus, verts ou marron. Vous sourirez peut-être, ou serez étonné par ce que je dis, mais vous ne serez certainement pas fâché. En revanche, après trois minutes, si je vous dis que vous êtes la personne la plus méchante que j'aie jamais rencontrée de ma vie, votre réaction pourrait être différente : colère, tristesse, honte... Vous penserez sans doute que je suis responsable de vous avoir blessé. Mais si vous y regardez de plus près, vous pouvez identifier une incohérence. Comment se fait-il que, lorsque je vous dis que vos yeux sont mauves, vous restez calme, alors que, lorsque je dis que je vous trouve méchant, vous vous fâchez ? Dans le premier cas, cela ne vous touche pas, parce que vous avez des certitudes quant à la couleur de vos yeux. Vous n'accordez aucun crédit à ce que je dis. Mais si mes propos sur votre prétendue méchanceté vous énervent, c'est parce que vous avez vous-même des doutes à ce sujet, parce que vous avez vous-même des pensées qui pourraient aller dans ce sens. Si vous doutez de votre intelligence, de votre gentillesse, de votre beauté intérieure ou physique, les critiques formulées par d'autres personnes pourront vous toucher. Si vous voyez clair sur vos qualités, vous ne leur accorderez aucune importance. Les conséquences de l'événement « je vous dis quelque chose » ne dépendent pas de ce que je dis mais de votre réaction. Reconnaître et accepter cette responsabilité vous permet de reprendre le pouvoir que vous attribuez aux autres, et vous donne plus de moyens d'obtenir les résultats que vous souhaitez.

> « Presque toujours, la responsabilité confère à l'homme de la grandeur »
> (Stefan Zweig).

Revenons à l'exemple du train. En fait, il s'agit d'un exemple vécu, plusieurs fois d'ailleurs ! Lorsque cela m'arrivait, ma réaction habituelle consistait à trouver de nombreux responsables : le chauffeur de taxi qui avait choisi un mauvais itinéraire, le métro qui n'était jamais à l'heure, la discussion qui avait duré plus longtemps que prévu, le dossier que je ne trouvais pas sur le serveur au moment de partir... Autant d'excuses ou, pire, de « coupables » contre lesquels je râlais et qui me permettaient de ne pas devoir assumer moi-même la responsabilité de mes retards. Tant que je réagissais de la sorte, je me privais de la capacité d'être à l'heure pour prendre mon train. En regardant la réalité en face, j'ai pu constater que, de fait, je partais souvent à la dernière minute (ou bien après) parce que je n'évaluais pas avec suffisamment de rigueur le temps nécessaire pour rejoindre la gare et que je n'anticipais pas suffisamment mes préparatifs. Parce que je me voyais plus omnipuissant que je ne l'étais.

Démasquons la culpabilité et la honte, associées à la responsabilité

Reconnaître cela a été plus difficile que je ne le pensais, car cette auto-res-ponsabilisation était associée chez moi à deux sentiments désagréables : la culpabilité et la honte. Lorsque je regardais objectivement la cause de mes retards, je me voyais dénué de professionnalisme, de clairvoyance, de maturité. Je me sentais coupable de ne pas parvenir à faire mieux que cela, et honteux d'être « aussi nul ». La peur de cette douloureuse sensation me poussait inconsciemment à éviter de regarder objectivement l'origine de mes retards. Je maintenais ainsi les conditions de leur multiplication. Ce n'est que lorsque j'ai commencé à être un meilleur ami pour moi que j'ai trouvé le courage de regarder la réalité en face. OK, tous ces retards dépendaient en grande partie de ma manière de faire. Ce n'était pas de la mauvaise volonté, mais un manque de rigueur. Je n'étais pas en retard parce que j'étais « mauvais » ou « nul », mais parce que je n'anticipais pas assez sérieusement mon déplacement. Et donc j'ai décidé de progresser en ce sens. Maintenant, lorsque je pars tôt, je prépare tout ce que je dois prendre dès la veille. Lorsque je pars plus tard, je programme des alertes bien à l'avance dans mon agenda. Et j'accepte l'idée de « perdre » moi-même quelques minutes à la gare plutôt que faire attendre d'autres personnes. Même si je ne suis pas devenu la personne la plus ponctuelle et organisée du monde, j'ai pu m'améliorer de manière significative et, depuis, cela facilite ma vie.

L'enjeu caché de cette responsabilisation est l'acceptation profonde de notre imperfection et l'appréciation inconditionnelle de qui nous sommes, comme nous sommes. Oui, je suis responsable de mes retards. Oui, je suis imparfait. Oui, je décide de m'apprécier dans mon imperfection et de faire ce qui est utile à améliorer ma ponctualité dès lors que celle-ci est importante pour ma vie. Alors, je peux voir avec lucidité ce qui me sabote et comment progresser.

Nous ne sommes pas responsables de tout

Un point me semble important à clarifier à propos de notre responsabilité, pour éviter d'être mal compris. Admettons que vous ayez été agressé verbalement ou physiquement par deux hommes ivres. Bien sûr, vous n'êtes pas responsable de leurs actes et encore moins coupable. En revanche, vous êtes responsable des vôtres. Comment les distinguer ?

> Les actes qui ont précédé l'événement et qui ont eu lieu pendant celui-ci peuvent vous servir à comprendre les causes de l'incident et à en éviter d'autres à l'avenir. Peut-être vous êtes-vous aventuré la nuit dans un quartier que l'on vous a recommandé de ne pas fréquenter ? Ou, simplement, peut-être n'avez-vous eu pas de chance ? Peut-être les avez-vous interpellés d'une manière agressive ou qui, sans que vous vous en aperceviez, pouvait être perçue comme telle ? Peut-être auriez-vous pu vous enfuir ou hurler… ? Essayez de bien identifier la part de responsabilité qui vous appartient.

> Les actes qui suivent l'événement vont vous permettre de le dépasser. Par exemple, prendre soin de vos blessures physiques et mentales, parler de celles-ci et de vos émotions (peurs, colère,

tristesse...), contribuer à prévenir ce genre d'agression en vous engageant dans un projet social comme l'aide à d'autres victimes ou la lutte contre l'alcoolisme, obtenir une juste réparation de votre préjudice, pardonner... Comment pouvez-vous réagir au mieux de vos intérêts, en toute éthique ?

Clarifier ce qui est du ressort de votre responsabilité et ce qui ne l'est pas est essentiel.

Quittons les excuses et les plaintes

Dans la vie courante, pour éviter d'assumer la responsabilité de nos actes, nous utilisons en général deux systèmes bien confortables mais inopérants. Nous cherchons des excuses ou nous nous plaignons. Et nous faisons souvent les deux. C'est ce que je faisais lorsque je ratais mon train. La « faute » était toujours ailleurs (le chauffeur de taxi, la RATP, le réseau informatique trop lent...). Ça me permettait alors de m'en plaindre. Je pouvais dire à mon entourage que je n'avais de nouveau pas eu de chance. « C'est toujours à moi que les problèmes arrivent », sous-entendu : « Je suis une victime. » Grâce à cela, je préservais mon image (ou l'idée que je m'en faisais) et je gagnais la sympathie, pour ne pas dire la pitié, de mon entourage. « Pauvre Pierre ! » Mais la conséquence de cette manière de faire est que je continuais à être régulièrement en retard et à rater des trains.

> « Quand on se plaint, parfois les autres vous plaignent aussi ; parfois ils s'en foutent ; parfois ils se réjouissent que ça vous soit arrivé à vous et pas à eux »
> (Les Brown).

Nous utilisons quasiment tous de telles excuses pour justifier nos limites, nos imperfections. Lesquelles ont vos préférences ? Je n'ai pas assez de temps, d'argent, de formation, de talent, de créativité, d'inspiration, de relations, de charme, de chance, de volonté... C'est trop tôt, trop tard, je ne suis pas encore prêt... Je suis trop petit, grand, jeune, âgé, moche, blond, faible, fatigué... Ce n'est pas pour moi, ou le fatal : « Je suis incapable de changer ! »

Bien sûr, si vous vous trouvez des excuses de ne pas pouvoir participer à une finale des Jeux olympiques, alors que vous avez soixante ans et que vous n'êtes pas sportif, je vous comprendrai. Mais interrogez-vous alors sur l'intérêt que vous avez à placer la barre si haut qu'aucune action n'est légitimement possible. Derrière ces excuses pourraient se cacher votre besoin d'améliorer votre forme physique et les résistances que vous avez lorsqu'il s'agit de commencer à pratiquer de l'exercice.

Assumer à 100 % notre responsabilité implique de quitter ce mode de fonctionnement inapproprié. Selon le philosophe et psychanalyste François Roustang, « il faut au contraire en finir avec la plainte, sortir de notre moi chéri, que nous cultivons à coups de jérémiades. À cette condition, nous pourrons vraiment refondre notre existence pour nous ouvrir enfin au monde et aux autres ». J'aime beaucoup la solution proposée par Hal Elrod : autorisons-nous un maximum de cinq minutes de plainte, mais dont nous profitons pleinement pour nous lamenter, nous apitoyer sur notre pauvre sort. Et, très vite, passons à autre chose : adoptons une posture de responsabilité et concentrons-nous sur les moyens dont nous disposons pour réagir au mieux dans ce contexte. Comprendre où commencent et où s'arrêtent nos possibilités de contrôle ou d'influence nous aide à le faire avec plus de réalisme et de confiance.

Clarifions nos zones de contrôle, d'influence et hors influence

Parmi les démarches pour identifier nos leviers d'action, il y a celle des trois zones.

Imaginez-vous au centre de trois cercles concentriques.

- Le premier représente votre *zone de contrôle*. On y retrouve les choses sur lesquelles vous pouvez directement agir. C'est, par exemple, la nourriture que vous choisissez de manger lors d'un dîner, votre manière de passer votre temps libre, les exercices que vous pratiquez ou pas, vos actions, vos pensées..., vos relations avec « votre meilleur ami ». Autant de choses qui sont sous votre contrôle et dépendent directement de vos choix.

▶ Le deuxième représente votre *zone d'influence*. Un bon exemple est votre manière de communiquer : comment vous échangez avec les personnes autour de vous. Vous n'avez pas de contrôle direct sur elles, mais vous pouvez tenter de les influencer, en partageant vos opinions avec clarté et enthousiasme, en les écoutant attentivement pour mieux les comprendre, en réfléchissant avec elles.

▶ Le troisième est votre *zone « hors influence »*. Beaucoup plus grand, il intègre tout ce sur quoi vous n'avez aucune influence. Par exemple la météo, le temps qui passe, les décisions du président de la République, le passé...

« Donnez-moi la sérénité d'accepter les choses que je ne peux pas changer, le courage de changer les choses que je peux changer et la sagesse de pouvoir les distinguer » (Reinhold Niebuhr).

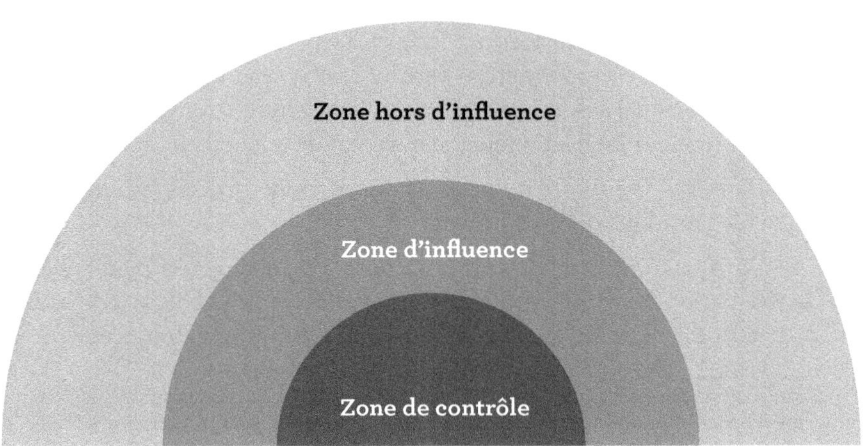

Bien comprendre ce qui est dans chaque zone et apprendre à l'accepter nous facilite grandement la vie. Voici, par exemple, « les cinq choses qu'on ne peut pas changer dans la vie », selon David Richo :

- tout change et a une fin ;
- les choses ne se passent pas toujours comme on s'y attend ;
- la vie n'est pas toujours juste ;
- la douleur fait partie de la vie ;
- les gens ne sont pas toujours aimants et loyaux.

Prenez une situation dans votre vie, qui vous pose des difficultés et clarifiez ce qui est dans chaque zone, puis passez à l'action là où vous le pouvez et arrêtez de vous préoccuper du reste. Vous ne pouvez rien y changer et y penser vous prive de vos moyens.

Max clarifie une situation difficile

Reprenons l'exemple de Max. Il faisait face à une situation stressante. Dans un marché décroissant, ses résultats étaient en chute sensible et son patron perdait confiance en lui car d'autres membres de l'équipe obtenaient de meilleurs résultats. Max lui-même avait des doutes sur ses capacités. Lorsqu'il a pris le temps de clarifier ce qui se trouvait dans chacune des trois zones, il a pu reprendre sa part de pouvoir sur la situation.

- Dans sa zone « hors influence », il a identifié le déclin du marché et les résultats de ses équipiers.

- Dans sa zone de contrôle, Max a décidé de changer sa manière de se parler, de se traiter. Il a pratiqué l'exercice de la chaise vide[1] qui lui a fait prendre conscience de la valeur ajoutée de devenir un

---

1. Dans ce célèbre exercice utilisé en TCC (thérapie cognitivo-comportementale), le thérapeute propose à son patient d'endosser un autre rôle que le sien, pour lui permettre d'élargir ses perspectives ou perception sur un problème difficile. Celui-ci se lève, endosse la personnalité d'un ami, conjoint ou parent par exemple, puis revient s'asseoir sur la chaise vide, en imaginant être cette autre personne. Le thérapeute entame alors une conversation avec celle-ci. Le patient répond comme le ferait son ami, conjoint ou parent, avant de se relever pour reprendre sa propre personnalité et sa chaise initiale.

meilleur ami pour lui-même. Il a choisi de clarifier ses désirs et ses besoins : ce qu'il avait envie de faire et ce qu'il désirait ne plus faire. Il a aussi pu déterminer ce qu'il était prêt à entreprendre pour progresser vers la situation qu'il désirait, notamment se former en matière de gestion des compétences commerciales et de pédagogie.

▶ Dans sa zone d'influence, il a identifié l'amélioration de ses relations avec son patron et le DRH du groupe. Il a pu s'ouvrir à eux à propos de ses difficultés et leur faire une demande détaillée, en vue d'évoluer vers une fonction transversale de formation des jeunes commerciaux.

▶ Dans sa zone de contrôle, il a décidé de se remettre en forme par l'exercice physique et il a intensifié le rythme de ses séances de coaching pour reconstruire son estime de soi.

▶ Dans sa zone d'influence, il a partagé avec Sylvie sa démotivation au boulot, ses doutes à propos de ses capacités, son souhait de changer d'orientation et les initiatives qu'il voulait prendre. Il lui a demandé son soutien, sa confiance, sa compréhension... Il a émis la même demande à l'égard de ses enfants.

Si vous faites face à une situation difficile, faites cette démarche. Dessinez les trois zones sur une grande feuille de papier puis notez dans chacune ce que vous y voyez. Quand votre contexte est éclairci, concentrez-vous en priorité sur ce qui se trouve dans votre zone de contrôle et passez à l'action. Veillez aussi à ne plus vous préoccuper de ce qui se trouve dans la zone hors influence. Cela ne sert strictement à rien et vous fait perdre une part importante de vos ressources.

Cette démarche peut nécessiter du temps et de la créativité. En effet, j'ai remarqué chez certaines personnes une forme de cécité à propos de leurs zones de contrôle et d'influence, liée à une « résignation apprise ». Cette dernière les empêche d'identifier certains comportements qu'elles pourraient adopter pour agir sur la situation qui leur pose problème.

Marie, par exemple, ne voyait absolument pas qu'il lui était possible d'adresser certaines demandes à Bernard. Une telle démarche était hors de son champ de vision. Le changement de perspective offert par la pratique du meilleur ami lui a permis d'ouvrir les yeux. S'inspirant des comportements d'une amie proche, elle a pu commencer à entrevoir la possibilité de faire des demandes claires lorsqu'elle ressentait un manque.

Avant de parvenir à exprimer elle-même ses souhaits à Bernard, Marie s'est entraînée dans des contextes représentant, à ses yeux, moins de difficultés. Elle a commencé à être plus précise dans ses demandes à son poissonnier, à oser ne plus se montrer résignée face aux choix qu'il tentait de lui imposer : « J'aimerais une daurade. Non, pas celle-là, la troisième, là. Non, pas la deuxième, la troisième… » Petit à petit, faisant monter l'enjeu des demandes, notamment au travail, Marie a pris conscience de la valeur ajoutée des demandes claires ; cela a renforcé sa confiance en elle. Elle a commencé à exprimer ses besoins sous forme de demandes claires. Avec Bernard, cela a pris du temps. Au début, Marie s'est volontairement limitée à des sujets mineurs : participation à des tâches ménagères, comme vider le lave-vaisselle et préparer les repas. Puis, s'appuyant sur son amie intérieure, elle est parvenue à aborder des sujets plus sensibles, lui indiquant, par exemple, sans lui demander son avis, sa décision d'aller manger un soir avec ses copines. Enfin, elle a pu lui demander qu'il se positionne avec clarté par rapport à leur relation, après s'être préparée à ce qu'il puisse éventuellement refuser. Du coup, Marie a réussi à exprimer sa demande avec clarté et assurance. Après que Bernard lui a répondu qu'il était incapable de s'engager, proposant qu'ils continuent leur route ensemble, comme par le passé, Marie a pu lui dire calmement que cela ne lui convenait plus et que, dès lors qu'il ne voulait pas s'engager, elle le quittait. Ce qu'elle a fait.

Transformons nos excuses en action

Voici une démarche inspirée de Jack Canfield pour transformer vos excuses en action.

Abandonnez vos excuses et récupérez votre puissance

Complétez le tableau qui suit selon les quatre étapes ci-dessous. Chacune correspond à une colonne. Pensez à vous traiter avec bienveillance, en bon ami, car la démarche peut être confrontante. Mais elle va vous aider à renforcer votre puissance d'action et à mieux orienter votre vie.

1. Choisissez trois choses que vous aimeriez faire évoluer dans votre vie, sans y parvenir jusqu'à présent.

2. Pour chacune d'elles, réfléchissez aux excuses principales que vous utilisez pour justifier le fait que vous n'êtes pas encore parvenu à mettre en œuvre ces changements. Faites-en une liste. Par exemple :

• Vous aimeriez changer de travail, mais ce n'est pas le moment. Le marché du travail n'est pas favorable ou bien il vous manque quelques compétences.

• Vous aimeriez commencer des cours de guitare, mais vous manquez de temps. Votre famille a besoin de vous. C'est trop loin. Les horaires ne conviennent pas. Vous ne connaissez rien à la musique.

• Vous aimeriez vous remettre en forme, mais vous ne savez pas par où commencer car vous manquez d'énergie. Vous manquez de courage. Vos amis sont trop bons sportifs pour que vous puissiez les accompagner...

3. Il est temps de regarder avec lucidité votre part de responsabilité dans le maintien de la situation non désirée. Quelles sont *vos* actions ou *vos* inactions actuelles qui vous empêchent d'entamer le changement souhaité ?

• Si vous désirez changer de job, mais pensez que ce n'est pas le moment parce que le marché du travail n'est pas favorable, serait-il possible que vous n'ayez pas anticipé des compléments de formation et acquis des compétences complémentaires indispensables pour solliciter des jobs pour lesquels les candidats sont rares ?

• Si vous désirez commencer des cours de guitare, mais manquez de temps, est-il possible que vous passiez beaucoup de temps à des activités qui vous éloignent de votre but, comme la télévision ou les réseaux sociaux ?

• Si vous désirez vous remettre en forme, et manquez d'énergie et de courage, est-il possible que vos habitudes alimentaires contribuent à cet état ?

4. Maintenant que vous connaissez *vos* actions ou inactions responsables du blocage de votre évolution, vous pouvez déterminer les actions à entreprendre pour mettre en œuvre l'évolution souhaitée.

• Si vous désirez changer de job, commencez maintenant des formations pour acquérir des compétences complémentaires.

• Si vous désirez commencer des cours de guitare, mais manquez de temps, éliminez ou diminuez drastiquement les activités qui vous éloignent de votre but.

• Si vous désirez vous remettre en forme, et manquez d'énergie et de courage pour faire de l'exercice, commencez par changer vos habitudes alimentaires et de sommeil pour qu'elles contribuent à vous redynamiser.

Trois choses que je désire faire évoluer dans ma vie cette année	Les excuses que j'ai utilisées pour « justifier » le *statu quo*	Mes responsabilités dans le maintien de cette situation	Ce que je décide de faire pour que cette situation change
1.			
2.			
3.			

Soyons dans notre propre camp

Comme nous l'avons vu, le critique intérieur affaiblit la confiance en soi, l'estime de soi. De fait, il n'est pas « dans votre camp », il agit contre votre intérêt. Rick Hanson propose la pratique suivante. Elle est destinée à vous aider à voir quand vous êtes « avec vous » et quand vous êtes « contre vous ». Grâce à cette vigilance accrue, vous bénéficierez du soutien bienveillant de votre ami, et accéderez à une plus grande puissance d'action.

Suis-je dans mon propre camp ?

Prenez l'habitude de vous poser cette question plusieurs fois par jour : là, tout de suite, suis-je dans mon propre camp ? À travers les pensées ou les images que j'ai en tête, les actions que j'entreprends, est-ce vraiment mon meilleur intérêt que je recherche ?

Faites-le notamment lorsque… :

• vous vous sentez triste, blessé, inquiet, déçu, maltraité, frustré, stressé, nerveux… ;

• quelqu'un vous pousse à faire quelque chose, surtout si vous ne le sentez pas ;

• vous procrastinez : vous savez ce que vous devriez faire pour vous, mais vous ne le faites pas, comme apprendre une nouvelle discipline, pratiquer un sport, améliorer votre alimentation...

Dans ces moments-là :

• Imaginez être en présence de votre meilleur ami, de quelqu'un qui vous aime, et sentez en vous l'émotion liée à cette présence bienveillante.

• Faites revivre en vous les sentiments qui vous animent lorsque vous vous sentez exister pour quelqu'un, que vous êtes important pour lui. Pensez par exemple à votre relation à votre enfant, votre chien ou votre chat, un parent proche ou un ami cher. Comment aimez-vous en prendre soin et le protéger ? Pensez-y, puis tournez-vous vers votre propre vulnérabilité. Souvenez-vous de vous, très jeune, adorable, fragile, précieux. Projetez alors les sentiments de protection identifiés plus haut à cet être-là. Vous pouvez aussi utiliser une photo de vous enfant, que vous gardez sur vous pour pouvoir la regarder régulièrement.

• Transposez ces sentiments de protection et de soutien à celui ou celle que vous êtes aujourd'hui.

• Observez ce qui se passe dans votre corps lorsque vous êtes avec vous-même. Que ressentez-vous exactement ? Concentrez-vous sur ces émotions. Si vous avez la conscience d'une quelconque résistance, laissez-la s'évaporer et intensifier l'impression d'être avec vous.

• Réfléchissez : être dans votre propre camp, n'est-ce pas ce qui vous est le plus utile, ce qui vous fait le plus de bien ?

• Ensuite, faites-le.

Rappelez-vous :

• Être à vos côtés signifie que vous vous souciez de vous avec bienveillance. Littéralement, vous veillez à être bien et à éviter le contraire. Vous voulez que les autres vous traitent bien, et non l'inverse. Vous voulez aider la personne que vous serez dans un mois, un an, dix ans, à avoir la meilleure vie possible.

• De telles expériences sont importantes tant à court terme, dans les circonstances présentes, que par les transformations durables que vos pensées et vos émotions vont laisser dans votre cerveau, par effet de plasticité mentale.

• En vous souciant de vos besoins, en accordant de l'importance à vos aspirations, vous avez plus à offrir aux autres : qu'ils soient proches ou inconnus.

Apprenons à bien nous parler

Comment vous parlez-vous à vous-même ? J'aimerais revenir sur ce sujet car il est déterminant. Selon le psychologue Alain Morin, de la Mount Royal University, à Calgary (Canada), la parole intérieure est « l'un des outils les plus importants dont nous disposons pour être conscients de nous-mêmes et de notre existence. Elle est tellement primordiale que lorsque nous la perdons, des lacunes importantes de notre sentiment d'existence, de notre conscience de nous-même se font sentir ».

C'est ce qu'illustre la terrible expérience vécue par Jill Bolte Taylor. À l'âge de 37 ans, cette jeune neuro-anatomiste est victime d'un accident vasculaire cérébral. Elle se réveille un matin, incapable de marcher correctement, de parler et de se souvenir de la majorité de ses compétences ou de son passé. Privée de sa parole intérieure, elle semble avoir perdu sa conscience d'elle-même. « Ces petites voix, ce dialogue cérébral qui me tenaient habituellement en contact avec le monde environnant étaient devenus silencieux », dira-t-elle huit ans plus tard, après avoir récupéré ses facultés. « En leur absence, mes souvenirs et mes rêves d'avenir s'étaient évaporés. »

De telles histoires indiquent que le sens que nous avons de nous-même est tissé par un dialogue intérieur permanent. Si ce discours s'efface, nous disparaissons.

Quelques pratiques simples de relation à soi

Je vous propose dès lors quelques pratiques simples de relation à soi, pour renforcer votre puissance intérieure. Laissez-moi d'abord vous raconter l'histoire de Kamal Ravikant, un jeune entrepreneur de la Silicon Valley. Alité depuis deux mois, après une rupture difficile et alors que la société qu'il a créée trois ans auparavant est en difficulté, il apprend le décès soudain d'une amie proche. Il est seul dans son lit et se sent misérable physiquement et émotionnellement. Une nuit, épouvantablement triste, il surfe désespérément sur Facebook pour tenter de trouver des photos de son amie disparue et ne s'endort que très tard.

Lorsqu'il se réveille le lendemain matin, il décide de sortir de cet état et fait un vœu. Il s'engage à l'égard de lui-même. En quelques jours, sa santé et son moral s'améliorent. Et ce qui le surprend le plus, c'est que sa vie semble s'améliorer d'elle-même aussi. La seule chose qu'il a changée est le vœu qu'il a fait et sa manière de tenir cet engagement.

Un mois plus tard, un de ses amis vit, lui aussi, des moments très difficiles. Kamal lui envoie une note décrivant ce qu'il a appris. Et ça l'aide lui aussi. Quel est ce vœu ? Il s'agit, dit-il, de nous aimer avec la même intensité que si nous nous hissions du bout de nos doigts, le long d'une falaise abrupte. Notre survie en dépend. Une fois qu'on est engagé dans ce processus, il est plus facile de continuer. Voici ce que Kamal a pris comme engagement cette fameuse nuit, lorsqu'il a touché le fond du fond : « Ce jour, je fais le vœu à mon égard de m'aimer, de me traiter comme quelqu'un que j'aime vraiment et profondément – dans mes pensées, mes actions, les choix que je fais, les expériences que je vis, à chaque instant dont je suis conscient, je prends la décision de m'aimer. » Il en a fait un livre : *Love Yourself Like Your Life Depends On It*.

AIMEZ-VOUS COMME SI VOTRE VIE EN DÉPENDAIT

La pratique que Kamal Ravikant a mise en œuvre dès les premiers jours de son engagement est celle que je vous propose d'adopter à votre tour. Elle est très simple, mais, répétée avec constance, elle s'avère très puissante. Il suffit de s'engager vis-à-vis de vous-même à répéter cette phrase : « Je m'aime. » Oui, à chaque fois que vous en avez l'occasion, répétez simplement : « Je m'aime, je m'aime, je m'aime... » Vous vous réveillez le matin : « Je m'aime, je m'aime, je m'aime... » Vous prenez votre douche : « Je m'aime, je m'aime, je m'aime... » Vous faites un trajet à pied, en vélo ou en voiture : « Je m'aime, je m'aime, je m'aime... » Pause le midi : « Je m'aime, je m'aime, je m'aime... » Vous patientez avant une réunion : « Je m'aime, je m'aime, je m'aime... » Sur le chemin du retour : « Je m'aime, je m'aime, je m'aime... » Avant de vous coucher : « Je m'aime, je m'aime, je m'aime... »

Au début, comme Kamal l'avoue lui-même, vous prononcerez les mots sans y croire vraiment, peut-être même que la sensation sera désagréable. Peu importe. Vous vous êtes engagé, alors poursuivez la pratique. L'important, c'est de le faire de la manière la plus simple qui soit : en portant votre attention sur cette seule pensée, encore et encore, jusqu'à ce qu'elle soit plus présente qu'absente de votre esprit. Progressivement, le sentiment réel s'installera en vous. « Ça commencera à sourire à l'intérieur. » Vous commencerez à vous aimer et à aimer la vie. Et, comme par hasard, celle-ci vous montrera qu'elle vous aime aussi.

L'absence d'amour de soi est comme l'obscurité. Une seule flamme suffit pour la transformer en lumière. Lorsque, sans que vous y ayez prêté attention, vous constaterez que l'obscurité de la peur, de la colère ou de la tristesse aura envahi votre esprit, développez le réflexe de raviver cette jolie flamme : « Je m'aime, je m'aime, je m'aime… »

Étant plutôt cartésien de nature, j'étais plutôt réticent à ce genre de démarche. Mais j'ai compris que, lorsque je me dis « je m'aime » avec une vraie émotion de tendresse, de compassion, je nourris et renforce la relation que j'entretiens avec moi. Je me montre que je suis là pour moi, que je m'engage activement à mes côtés, « pour le meilleur et pour le pire ». Il ne s'agit pas d'un amour narcissique (lié à mon image), mais d'un amour profond, inconditionnel, alliant ce que les philosophes appellent *philia* et *agapè*. *Philia*, c'est l'amour qui lie les membres d'une fratrie ou des amis, il est lié au plaisir de la relation. *Agapè* est un amour en toute générosité et responsabilité, sans attente, comme celui d'une mère pour son enfant ou de l'abbé Pierre pour les sans-abri. Prendre la peine de me dire que je m'aime, c'est faire de la place en moi pour cette relation, la nourrir, la faire grandir. Contrairement aux apparences, c'est de l'altruisme, car en améliorant mon équilibre, mon bien-être intérieur, je me rends plus disponible aux autres ; je suis moins en attente de recevoir quelque chose de leur part.

La communication non violente avec soi

Je suis, depuis longtemps, fan de la communication non violente, également appelée communication consciente ou empathique. C'est le nom commun associé au langage élaboré par Marshall Rosenberg pour communiquer avec l'autre sans lui nuire. J'ai appris à la connaître et à la pratiquer grâce à la passion de Thomas d'Ansembourg. Si vous n'avez pas encore lu son best-seller *Cessez d'être gentil, soyez vrai !*, je vous le recommande. Sans entrer dans les détails, cette approche propose de nous appuyer sur nos émotions pour identifier, dans le cadre d'une situation difficile, nos besoins non satisfaits, pour pouvoir alors exprimer à l'autre une demande claire, ouverte, non agressive et négociable. Il s'agit, comme le dit Thomas, de « se relier efficacement à soi et à l'autre ».

La formulation d'une telle demande intègre quatre éléments.

- *Une observation* : il s'agit de décrire la situation de la manière la plus objective, factuelle, dans des termes d'observation partageables ;
- *Des sentiments et attitudes* : nous exprimons les sentiments et attitudes suscités dans cette situation ;
- *Le besoin* : nous clarifions le ou les besoins non satisfaits dans cette situation ;
- *Une demande* : nous exprimons alors une demande qui devra être à la fois réaliste, concrète, claire et formulée positivement. Cette demande étant accompagnée d'une formulation de nos besoins, nous veillerons dès lors à montrer qu'elle sera négociable.

Par exemple, lorsque vous ne vous sentez pas entendu lors d'une discussion avec un proche ou un collègue, plutôt que d'exprimer avec colère quelque chose comme : « Ça ne sert à rien de parler avec toi, tu ne m'écoutes jamais », formulez plutôt : « Lorsque nous avons discuté de..., à trois reprises, tu as commencé à parler alors que j'étais encore au milieu de ma phrase [description d'un fait objectif – aucun jugement n'est porté sur la personne]. Je me suis sentie agacée car cela frustre mon besoin d'expression. Serait-il possible pour toi, lors d'une prochaine discussion, de vérifier que j'ai fini de m'exprimer avant de répondre ? »

Marshall Rosenberg explique l'utilité de cette formulation ouverte : « Dès lors que nous sommes prêts à écouter pleinement ce qui empêche l'autre de faire ce que nous lui demandons, nous formulons une demande, selon ma définition, et non une exigence. »

Si la communication non violente fonctionne assez efficacement entre deux individus dans une situation délicate ou oppressante, elle est tout aussi utile lorsqu'une émotion nous envahit. Et nous pouvons en suivre les principes de manière similaire, dans un dialogue intérieur avec l'émotion où une place est offerte pour entendre le besoin, la demande, avec la bienveillance d'un bon ami.

Par exemple, lorsque vous sentirez en vous une émotion forte, plutôt que de tenter de la réprimer, mettez-vous à son écoute. Quel besoin non satisfait éveille sa présence ? Qu'aimerait-elle vous demander de faire ou d'arrêter de faire ? À quelles conditions serait-elle prête à se tranquilliser ? Ne forcez pas les choses. Soyez à l'écoute, avec bienveillance. Vous pourriez être étonné de ce que vous découvrirez.

Félicitons-nous pour nos succès quotidiens

Imaginez que l'on invite une personne à monter sur scène devant mille spectateurs bienveillants. Les projecteurs seront sur elle et tous l'applaudiront. Elle recevra une minute de *standing ovation*. Les gens crieront de joie et l'acclameront : « Bravo. On t'aime. Tu es fantastique. » Et ils feront cela pour une seule raison : parce que cette personne existe, parce qu'elle est là, devant eux. Aucun exploit à accomplir. Aucune qualité à mettre en valeur. On la célébrera pour qui elle est, simplement.

L'animateur propose à tous ceux qui aimeraient monter sur scène de lever le bras. On offre une minute de massage émotionnel, psychologique... Cela ne coûte rien, se passe en toute sécurité et c'est parfaitement légal.

Êtes-vous prêt à monter sur scène ? Chaque fois que Jack Canfield propose cette expérience agréable à son auditoire, il est surpris de constater à quel point les volontaires sont rares. C'est pour cette raison que la pratique du miroir a été conçue.

Le miroir

Prévoyez de pouvoir passer un moment seul à la fin de chaque journée, dans une pièce tranquille, avec un miroir. Indiquez à votre entourage éventuel que vous avez besoin de prendre un peu de temps seul, sans être interrompu.

Maintenant, détendez-vous et pensez à des choses que vous avez faites dans la journée. Elles peuvent être importantes (un contrat signé, un exploit sportif, une rencontre passionnante...) ou minimes (un achat que vous avez décidé de ne pas faire, quelques étages gravis à pied plutôt qu'en ascenseur, un moment imprévu que vous avez accordé à votre enfant ou à un être cher.

Lorsque vous les avez en tête, placez-vous devant le miroir, regardez-vous dans les yeux et parlez-vous : « Bonsoir... [*votre prénom*]. Je tiens à te féliciter pour ce que tu as fait aujourd'hui et notamment... [*la liste que vous venez de dresser*]. J'apprécie tes actions et succès du jour, tout ce que tu as entrepris ou tenté. »

Voici un exemple de ce que Marie a pris l'habitude de se dire : « Tu t'es levée très tôt, tu as pris une douche, fait ta gym et dressé la table du petit-déjeuner. Tu as réveillé Bernard et tu lui as dit ce que tu avais sur le cœur avec calme et clarté. Tu as pris un petit-déjeuner équilibré. Tu as pas mal marché pour aller à ton bureau. Tu as eu un mot gentil pour ta collègue qui semblait triste et tu l'as écoutée avec patience. Tu as installé la décoration d'Halloween du magasin. Tu es passée voir ta mère. Tu lui as tenu tête lorsqu'elle t'a dit que Bernard était bien pour toi et que tu ne trouverais plus jamais quelqu'un comme lui... »

Après avoir reconnu à voix haute toutes vos actions du jour, regardez-vous dans les yeux et dites-vous ceci : « Une chose encore, ... [*votre prénom*], j'aimerais que tu saches que je t'aime vraiment. »

Il est probable que, la première fois que vous vous parlerez devant le miroir, vous vous sentiez un peu bizarre, comme un zombie. Vous penserez peut-être que c'est stupide, ridicule... Peu de personnes ont l'habitude de se féliciter elles-mêmes, alors qu'elles font tant d'efforts pour obtenir la reconnaissance des autres... (Je connais bien ça.) Or, étonnamment, c'est de notre *auto*-reconnaissance que nous avons le plus besoin. C'est elle, et elle seule, qui peut nous apporter le bien-être intérieur durable auquel nous aspirons. Alors, dépassez vos réticences, forcez-vous un peu au début et faites-vous du bien. Nous verrons un peu plus loin comment installer de nouvelles habitudes et pourquoi c'est important de le faire.

Mais, avant d'aborder les habitudes, projetez-vous dans trois mois et imaginez que vous ayez pratiqué quotidiennement l'exercice du miroir. À quatre-vingt-dix occasions, vous aurez reconnu vos mérites, vos succès, aussi petits soient-ils. Quelle image de vous votre esprit aura-t-il alors ?

Aimons et choyons notre corps

Qu'on le veuille ou non, nous vivons dans notre corps et pas dans celui d'un autre. C'est là que nous habitons et que nous resterons jusqu'à la fin de nos jours ; après, on verra. Notre corps est donc l'interface dont nous disposons pour bouger, percevoir, sentir, ressentir, interagir, penser… C'est un véhicule, mais aussi un conducteur car il prend lui-même un nombre considérable de décisions dont nous sommes conscients ou pas.

Notre corps a nos intérêts à cœur et communique constamment avec nous ; il parle par la sensation et le sentiment. Parfois, vous le sentez « du fond de vos tripes », vous « suivez votre cœur ». Mais souvent, c'est la raison qui prend le dessus, pas toujours à raison d'ailleurs. Comment serait votre vie si vous écoutiez plus votre corps ?

La science montre que le cœur et l'intestin sont à la fois des centres d'énergie et de traitement de l'information. Ils sont en communication bidirectionnelle avec le cerveau. Les messages qu'ils nous envoient sont importants pour notre bien-être. Eux-mêmes sont affectés par l'émotion et le stress. Cela peut se traduire par des états de faiblesse ou des maladies, ou nuire à nos capacités de penser, de décider et d'agir.

Pour être pleinement un bon ami pour soi, il est donc indispensable d'entrer en amitié avec notre corps. Cela veut dire l'accepter et l'apprécier tel qu'il est, dans toute son imperfection, ce qui n'est pas toujours évident dans notre société qui fait en permanence l'apologie du *look*. Être un bon ami pour son corps, c'est comprendre que les critères d'apparence prônés dans les médias ne sont pas là pour nous faire du bien, mais, au contraire, pour nous faire culpabiliser, pour nous titiller là où ça fait le plus mal. Alors, abandonnez les critères que d'autres ont choisis pour vous influencer et vous vendre des produits dont vous n'avez pas besoin, et définissez les critères importants pour vous parce qu'ils vous font du bien. Pour ma part, j'en ai choisis trois : *fit, focus, fluid*. En anglais parce que ça sonnait bien à mes oreilles. *Fit*, c'est être en forme, en bonne santé, avoir de l'énergie. *Focus*, c'est être capable de bien me concentrer. *Fluid*, c'est la souplesse, physique et mentale ; la capacité de m'adapter aux contextes, de bouger avec fluidité. Ces trois mots m'aident à privilégier des actions qui font du bien à mon corps, et ma vie en bénéficie.

Car être un bon ami pour son corps, c'est en prendre soin avec compassion et loyauté. C'est lui accorder du temps et de l'attention, le ménager, prévoir des activités communes... La compassion va nous pousser à le renforcer, le développer, l'améliorer. Sans tomber dans les pièges tendus par la société car, une fois encore, il ne s'agit pas d'améliorer notre corps pour commencer à l'aimer, mais parce que nous l'aimons déjà.

Comment traitez-vous votre corps ? Prenez un instant pour y réfléchir. Le stress de la vie post-moderne nous entraîne souvent à ne pas l'écouter, à mal nous alimenter, à négliger la qualité de notre sommeil, à manquer d'exercices. Si vous en avez envie, voici une démarche inspirée de Kristin Neff.

Apprendre à aimer notre corps

Quelles parties ou facettes de votre corps aimez-vous ? Dressez une liste de tout ce qui vous plaît. Tout ! Donc, que la liste soit longue ! Votre sourire ? vos yeux ? votre vue perçante ? vos doigts ? la force de vos mains ? vos cheveux ? vos sourcils ? vos orteils ? votre foie qui fonctionne à merveille ? votre ouïe fine ? le lobe de votre oreille droite ? votre force ?

Prenez un instant pour apprécier et vous réjouir de tous ces atouts.

Maintenant, que n'aimez-vous pas, voire détestez ? votre ventre un peu trop mou ou vos kilos en trop ? vos jambes trop courtes ? vos cheveux pas assez raides ? vos yeux trop rapprochés, ou dont la couleur ne vous plaît pas ? votre foie qui flanche ? vos abdos ramollis ? cette allergie qui vous énerve ou vous épuise ? Essayez de dresser cette liste avec le plus d'objectivité possible, en ayant bien en tête que les humains parfaits n'existent pas. La couleur de vos yeux ne vous plaît pas ; est-ce réellement un problème pour votre vie ? Est-ce un frein irrémédiable au fait que vous vous sentiez épanoui ? Ne minimisez pas vos défauts, mais ne les exagérez pas non plus.

Il est temps d'élargir vos perspectives. Par exemple, vous pouvez constater à quel point la pression médiatique et sociale est forte pour nous inciter à croire que la norme serait la perfection. Vous pouvez aussi questionner ces normes. Qui les a définies, sur quels critères, avec quelle autorité morale ou éthique ? Ces normes sont-elles universelles et objectives, ou purement subjectives et temporelles ? Et, dans ce cas, quelle en serait la légitimité ? Observez maintenant avec bienveillance la souffrance que cette pression provoque en vous. Notez aussi à quel point elle est subie par un très grand nombre de personnes qui, comme vous, trouvent que leur physique n'est pas assez bien, beau, fort, mince, grand… et en souffrent.

Faites encore appel à votre ami pour que, ensemble, vous puissiez vous accueillir dans la souffrance de ne pas aimer votre corps, avec compréhension, tendresse, bienveillance ; avec l'envie de vous soutenir.

Pour terminer, pensez à ce que vous pourriez mettre en œuvre pour aimer davantage votre corps, pour vous sentir mieux dans celui-ci. Qu'auriez-*vous* envie d'améliorer parce que ce serait bon et utile *pour vous*, parce que *vous* le souhaitez, parce que cela améliorerait *votre* santé, parce que ça *vous* ferait vous sentir mieux ? Imaginez que vous soyez ami avec votre corps, que lui proposeriez-vous ? Reprendre ou intensifier le sport, même très modestement ? changer votre alimentation ou votre hygiène de vie ? baisser la cadence et prendre du repos ?

Que choisiriez-vous ? Que pourriez-vous faire pour que ce choix devienne réalité ? Et quand allez-vous le faire ?

....

Faisons rayonner l'amitié autour de nous

Quand Google a cherché à comprendre quels étaient les secrets des équipes les plus performantes, ils ont lancé un énorme projet international, baptisé « Aristote » et qui a fait appel à de multiples psychologues des organisations, des statisticiens, des ingénieurs, des sociologues… Ils ont analysé des centaines d'équipes. Ils ont étudié un demi-siècle de littérature académique à propos des collaborations en équipe. Les conclusions de leurs travaux ont été publiées. La première qualité des équipes performantes identifiée par cette étude à grande échelle est la sécurité psychologique. Ce qui fait que l'équipe fonctionne bien, c'est la possibilité pour chacun de pouvoir s'exprimer et prendre des risques sans se sentir gêné ou insécurisé. Chacun se sent accepté et apprécié. Dès lors, il est à même de révéler le meilleur de lui-même.

Si l'effet positif de cette manière d'être avec les autres a été démontré dans le monde du travail, il est évident qu'elle se révèle aussi au sein de la famille et dans la vie quotidienne.

Lorsque je deviens un meilleur ami pour moi, je suis en meilleure condition pour accueillir les autres, avec leurs forces et leurs limites. Il n'y a plus d'échec mais des apprentissages. Je n'ai plus besoin de diminuer les autres pour tenter de me valoriser en me montrant au-dessus d'eux. Je peux laisser rayonner mon auto-amitié, sans chercher à briller, comme je le faisais avant. Et alors, la vie me sourit. Les personnes que je rencontre me semblent en phase avec la personne que je suis. C'est par exemple le cas de mon éditrice. Comme par hasard, c'est quelqu'un qui a fait un travail personnel important, qui lui a permis de créer une bonne relation avec elle-même. Cela se traduit notamment par le fait qu'elle fasse spontanément des compliments aux personnes qu'elle rencontre ; pas pour leur plaire, mais parce que ça lui fait fondamentalement plaisir (et aux autres aussi bien sûr). Cette amitié interne est contagieuse !

ADOPTONS DES HABITUDES QUI NOUS FONT DU BIEN

Je ne le répéterai jamais assez : ce qui nous permet d'installer une différence dans notre vie, c'est passer à l'action de manière appropriée. L'action est un antidote de l'anxiété. Lorsque nous agissons, nous renforçons notre sentiment de prendre en charge notre vie, nous alimentons notre confiance dans notre capacité de contrôler notre environnement.

Être son meilleur ami, c'est non seulement changer notre manière de nous parler, de nous traiter, mais c'est aussi nous encourager à passer à l'action de manière à avancer vers la vie que nous désirons.

Hélas, entreprendre l'action appropriée nous oblige à faire autrement que d'habitude. Et c'est là que les difficultés apparaissent.

Vous ne vous en rendez peut-être pas compte,

> « Ce qu'il y a de difficile, pour un homme qui habiterait Vilvoorde et qui voudrait aller à Hong Kong, ça n'est pas d'aller à Hong Kong, c'est de quitter Vilvoorde »
> (Jacques Brel).

163

mais votre vie, comme la mienne et celle de la majorité des humains, est constituée pour l'essentiel d'habitudes, jusqu'à 90 % selon certains auteurs. Celles-ci se créent parce que le cerveau cherche constamment des moyens d'économiser de l'énergie. Pour cela, il essaie en permanence de transformer nos routines (ce qu'on doit faire régulièrement) en habitudes (une routine faite de la même façon tous les jours). En effet, pour gérer celles-ci, il peut se limiter à fonctionner en mode automatique, très peu énergivore. Les habitudes sont enregistrées dans ce que les scientifiques appellent les « ganglions de la base ». Cette efficacité de notre cerveau nous permet de ne plus devoir réfléchir à des comportements routiniers comme : dans quel ordre enfiler nos vêtements le matin, quel itinéraire prendre pour aller au travail, que manger au petit-déjeuner, comment passer un appel téléphonique, jusqu'à d'autres aussi complexes que nous faufiler dans la circulation parisienne… Ces économies d'énergie mentale nous permettent de disposer de bonnes réserves pour nous adapter à des situations inconnues ou imprévues, pour inventer des technologies, apprendre des choses nouvelles comme une langue étrangère, appréhender des sujets complexes, développer une nouvelle compétence, créer… Autant d'activités qui requièrent une utilisation consciente, et donc plus intense et énergivore, de nos capacités mentales.

Pour notre cerveau avide d'économie, les habitudes représentent donc de solides atouts dont il est peu enclin à se débarrasser, même si certaines d'entre elles nous sont néfastes.

Les trois éléments fondateurs d'une habitude

Selon Charles Duhigg, auteur du best-seller *Le Pouvoir des habitudes*, les scientifiques ont identifié trois éléments essentiels entrant en jeu dans la formation puis le déroulement d'une habitude ; ceux-ci fonctionnent en boucle.

> Il y a d'abord un *signal* déclencheur ; celui-ci indique à notre cerveau qu'il peut basculer en mode automatique. Les signaux peuvent être internes ou externes. Ressentir une anxiété est un

exemple de signal interne. Entendre votre réveil sonner est un déclencheur externe.

▸ Ensuite, il y a la *routine* elle-même, qui peut être mentale, physique ou émotionnelle.

▸ Enfin, il y a une *récompense*. Le niveau de plaisir lié à cette routine influencera la transformation éventuelle de celle-ci en habitude par le cerveau. Duhigg ajoute que, au fil du temps, la boucle devient de plus en plus automatique. Le signal déclenche l'envie de la récompense et le cerveau actionne la routine permettant de l'obtenir. Une habitude est née.

Dans *Osez plus, vivez mieux*, le livre que j'ai coécrit avec Daniel Kerrigan[1], nous rappelons que, « à mesure que nos vies évoluent, nos habitudes et routines doivent également évoluer. L'important est d'avoir des routines et des habitudes qui nous font nous sentir bien, améliorent notre bien-être et donnent plus de sens à nos vies. Suivre des routines quotidiennes et avoir des habitudes positives améliorent considérablement notre sentiment de contrôle sur nos vies et nous font réagir au stress comme s'il s'agissait d'un défi....

Si vous voulez créer une nouvelle habitude, la clé est de récompenser les comportements que vous souhaitez répéter de manière régulière. C'est pourquoi les routines quotidiennes sont aussi puissantes. Vous répétez tous les jours les mêmes comportements et créez ainsi des habitudes. Les récompenses sont le principal mécanisme pour transformer une action ponctuelle en un comportement régulier. Si votre comportement ne portera ses fruits que dans un lointain avenir, choisissez alors de vous offrir plus souvent des petites récompenses ».

Comment installer de nouvelles habitudes ?

Voici quelques conseils pratiques pour adopter de nouvelles habitudes bénéfiques dans votre vie. Le premier est de vous concentrer tout au plus sur une ou deux habitudes à la fois. Car, nous l'avons vu, notre

---

1. Ouvrage disponible uniquement en version digitale sur le site *www.daredo.net*.

cerveau n'aime pas le changement, trop énergivore à son goût. Il va donc tenter de maintenir vos comportements habituels. Pour choisir vos nouvelles routines, privilégiez celles qui pourraient servir de clé de voûte à la vie que vous souhaitez vivre, celles qui auront un impact dans d'autres domaines de votre vie.

Duhigg précise que les personnes qui introduisent dans leur vie des habitudes physiques, comme faire de l'exercice, bénéficient, sans forcément s'en rendre compte, d'effets collatéraux positifs dans d'autres domaines : elles s'alimentent mieux, stressent moins, sont plus patientes avec leur entourage, gagnent en productivité.… Ayant choisi cette voie (une petite routine de gym le matin, avant le petit-déjeuner), je peux témoigner de son effet vertueux à de multiples niveaux comme l'amélioration de ma capacité de concentration, un sommeil amélioré et, peut-être surtout, une reprise de confiance dans ma capacité d'autodiscipline que je pensais avoir définitivement perdue...

Pour un changement durable, mieux vaut
de petits pas très réguliers plutôt qu'un seul pas,
aussi grand soit-il !

Pour installer ma routine de gym du matin, j'ai choisi de privilégier ce que l'on appelle une mini-habitude. Le principe est simple. J'aurais pu viser, dès le début, d'aller deux ou trois fois par semaine à la salle de gym. Mais je savais, par expérience, que cette résolution serait abandonnée au bout de deux semaines. J'ai préféré commencer par un exercice minimal : quatre pompes à faire le matin, avant le petit-déjeuner familial. Dans ma négociation intérieure, en échange de l'accessibilité de l'exercice, je me suis engagé très fermement à le pratiquer scrupuleusement au moins cinq fois par semaine pendant trois semaines. Quatre pompes, vu mon état physique de l'époque et le peu de temps dont je pensais disposer le matin, cela me semblait à ma portée. Le premier jour, j'étais motivé. Le deuxième aussi. Au troisième jour, j'ai failli flancher par « manque de temps », mais j'ai tenu le cap. J'ai été surpris de constater que, dès le jour suivant, j'avais plaisir à entamer mon petit exercice matinal. Je commençais à en tirer une récompense et j'ai décidé de passer à cinq pompes. Puis d'en ajouter une tous les deux jours. Après un mois, j'en faisais vingt. J'avais aussi incorporé, sans stress ni difficulté, trois autres exercices matinaux (abdos, assouplissements et flexions) et je parvenais à trouver un quart d'heure puis vingt minutes chaque matin pour ce qui était devenu « ma gym », en me levant plus tôt. Mieux encore, je sentais un manque quand je ne le faisais pas.

Pour me sentir en forme dès le réveil, j'ai eu envie, sans me forcer à nouveau, d'aller me coucher plus tôt et d'éviter l'écran de mon portable après 20 heures. Mes exercices matinaux me mettaient en appétit ; j'ai amélioré la qualité de mon petit-déjeuner. Et, fort de la confiance naissante en mon autodiscipline, j'ai changé ma manière de commencer mes journées, évitant de me jeter tête baissée dans le traitement des e-mails. Pour être complet dans ma description, savez-vous comment j'ai réussi à mettre tout ça en place ? J'ai simplement décidé, chaque soir, de placer comme seuls vêtements disponibles au sortir de la douche, ma tenue de sport. Ce rituel en apparence anodin a joué un rôle déterminant dans l'installation d'une habitude clé. Et, depuis, je le maintiens avec succès. Il m'a permis de bénéficier de ce que Darren Hardy a appelé « l'effet cumulé ».

Faisons confiance à l'effet cumulé

Dans son livre *L'Effet cumulé*, Darren Hardy nous l'explique :

> *« À partir d'une série de petits choix astucieux, on peut obtenir d'importantes récompenses. Ce qui est intéressant ici est que, bien que les effets produits soient très conséquents, les actions elles-mêmes semblent, au moment où on les fait, relativement insignifiantes. Que ce soit pour améliorer sa santé, ses relations personnelles, ses finances ou quoi que ce soit, les changements sont tellement subtils qu'ils sont à peine perceptibles. Chaque changement, en soi, produit peu d'effets immédiats. Il n'y a pas de victoire importante, pas de retour évident du style "je-te-l'ai-bien-dit". Alors, pourquoi faire l'effort ? La plupart des gens sont déstabilisés par la*

Voici une illustration de ce phénomène : je vous propose de recevoir 3 millions d'euros tout de suite, ou un centime aujourd'hui qui sera doublé tous les jours pendant un mois. Que choisirez-vous ? La plupart des personnes sous-estiment le principe de la croissance exponentielle et choisissent les 3 millions d'euros maintenant. Bon choix ? Vérifions ensemble. Si vous choisissez le centime, vous aurez 16 centimes après cinq jours. Le dixième jour vous aurez 5,12 euros. Après vingt jours, vous n'aurez que 5 243 euros. Décevant, n'est-ce pas ! Les 3 millions auraient été beaucoup plus. Oui, mais le 31e jour, vous aurez accumulé 10 737 418,24 euros ! Difficile à croire, mais le calcul est exact. Soyons donc plus confiants dans ce que nous apporte la répétition quotidienne de petits gestes, grâce à l'effet cumulé.

N'ayons dès lors pas de scrupules à nous concentrer sur des actions représentant des efforts minimes, pourvu que nous les fassions grandir ou que nous les améliorions avec une grande régularité.

Changer une habitude peut s'avérer plus facile qu'en installer une nouvelle

Rappelez-vous la boucle d'une habitude : vous percevez un signal qui déclenche un comportement qui entraîne une récompense. Par exemple, chaque fois que vous avez un petit coup de mou, et ça vous arrive trois à quatre fois par jour, vous aimez boire un expresso. Vous sentez alors un regain d'énergie. Imaginons maintenant que les médecins vous apprennent que vous avez trop de tension et vous recommandent d'arrêter la consommation de café. Arrêter ce plaisir intense vous semble hors de portée. D'autant que vous avez besoin de ce coup de fouet pour assurer votre travail. Vous avez raison. Arrêter cette habitude serait difficile. Une solution plus accessible est de ne changer qu'un seul élément de la boucle : la routine. Et donc, quand vous sentez un petit coup de mou (déclencheur), remplacez le café par un grand verre d'eau fraîche (nouvelle routine). Vous sentirez le même regain d'énergie en vous (récompense). Et avec les économies que vous ferez en un an sur les expressos (1,50 euro par expresso multiplié par 3 expressos par jour et par 200 jours de travail) vous pourrez vous consoler de la perte du plaisir de savourer vos cafés en vous offrant un magnifique mini-trip avec une personne qui vous est chère, dans la ville de votre choix !

Concentrons-nous sur peu d'habitudes, mais choisissons-les bien

Comme les habitudes sont des automatismes créés par notre cerveau, celui-ci va multiplier les résistances pour les maintenir lorsque vous chercherez à les quitter ou les transformer. Pour augmenter vos chances de succès, concentrez vos efforts sur une ou deux habitudes seulement. Privilégiez celles qui pourront avoir des effets collatéraux positifs sur d'autres domaines de votre vie, par exemple, sur votre santé ou votre moral.

Lorsque vous les aurez choisies, définissez votre plan d'action et engagez-vous à le respecter. Pour chaque habitude, déterminez le plus petit pas envisageable, la progression envisagée et le rythme de celle-ci. Ce petit pas doit avoir plusieurs caractéristiques :

▸ contribuer à la mise en place de l'habitude désirée ;

▸ représenter un effort, au moins minime ;

▸ être à votre portée, c'est-à-dire que vous pensez en votre âme et conscience pouvoir le pratiquer dans la durée, avec régularité ;

▸ pouvoir être intensifié, augmenté ou amélioré avec régularité.

Si vous estimez que les premières étapes vont être difficiles à tenir, voici plusieurs solutions envisageables.

▸ Diminuer l'intensité du petit pas. Réduisez-le au minimum. Rappelez-vous l'exemple des « pompes ». En faire quatre vous semble trop ? Réduisez à trois, ou même deux, ou une seule ; peu importe dès lors que vous vous engagez à faire l'exercice chaque jour, et à l'intensifier dès que ça vous semble envisageable. Quel engagement serait quasiment impossible à ne pas respecter ?

▸ Réfléchissez aux éléments susceptibles de faciliter le respect de votre engagement. Par exemple, pour ma gym, vous vous rappelez que j'ai choisi de placer mes vêtements de sport dans la salle de bains avant de me coucher. Si vous voulez écrire le matin, veillez, chaque soir, à fermer tous les programmes susceptibles de vous distraire et ne laissez ouvert que le document sur lequel vous voulez travailler. Si vous voulez supprimer une mauvaise habitude alimentaire, éloignez toute tentation en n'achetant plus ce que vous ne voulez plus consommer.

▸ Prévoyez de vous octroyer une récompense si vous tenez la première semaine, et une plus importante au bout de la deuxième, et encore une après la troisième semaine.

▸ Placez un tableau-calendrier à un endroit de passage (porte du frigo, mur de votre chambre ou de votre bureau...) et cochez chaque jour où vous respectez votre engagement.

▸ Annoncez votre engagement à votre entourage et demandez à ces personnes de vous encourager, de vous soutenir. Expliquez-leur pourquoi vous vous engagez, pourquoi c'est important pour vous.

▸ Soutenez votre pouvoir de volonté en soignant votre sommeil, votre alimentation (pensez aux sucres lents), en faisant de l'exercice ou en méditant. Ce sont autant de « boosters » qui peuvent vous aider.

Faites-vous confiance. Regardez cette démarche comme un jeu. Vous apprenez quelque chose de nouveau. Vous avez le droit de rater de temps en temps, dès lors que vous vous engagez à ne pas abandonner, à apprendre de chaque « foirage », et de progresser le jour suivant. Ne vous préoccupez pas des semaines à venir mais concentrez-vous simplement sur aujourd'hui et demain, et lancez-vous ! L'inertie est une force. Au début, elle joue contre vous car vous devez initier un mouvement. Mais ensuite, lorsque le mouvement a commencé, cette même force joue en votre faveur. Imaginez que vous devez pousser une voiture arrêtée. Commencer à la faire rouler demande beaucoup d'efforts. Mais dès qu'elle avance, il vous faudra la même force pour l'arrêter.

ADOPTONS UNE NOUVELLE MANIÈRE DE PILOTER NOTRE VIE

Vous quittez Lille et vous voulez vous rendre à Menton. C'est l'hiver, la nuit vient de tomber. Vous enregistrez votre destination dans votre GPS et commencez à rouler. La radio annonce des travaux et des embouteillages sur la route principale. Pour les éviter, vous prenez des routes inconnues. Les phares de votre voiture éclairent la route sur une centaine de mètres, sans plus. Cela ne vous empêche aucunement d'avancer en confiance sur la départementale. Vous connaissez votre destination et le GPS vous aide à savoir où vous en êtes dans votre parcours ; il vous indique les routes à prendre lorsque des carrefours se présentent. Si vous vous trompez, ou si vous décidez de faire un détour pour dîner ou faire le plein, il adapte les informations et propose de nouveaux itiréraires vers la destination que vous avez choisie. Inutile de prévoir des phares qui éclaireraient toute la route.

Pour progresser dans la vie, la démarche est identique. Pas la peine de clarifier tout le parcours vers vos aspirations. Choisissez celui-ci avec soin, faites-vous une idée de l'itinéraire et assurez-vous que vous êtes prêt à faire une telle route, avec les contraintes que cela représente (le nombre approximatif de kilomètres, le temps requis, incluant les indispensables pauses ou étapes, le carburant et le budget à prévoir...). Vérifiez votre état et celui de votre véhicule et, si nécessaire, prévoyez une réparation de l'un ou de l'autre. Réglez votre GPS ou prenez une carte routière. La présence à vos côtés d'un ami ou d'un proche ou, à défaut, d'un programme audio agréable, sera bienvenue. Puis démarrez, sinon vous n'arriverez jamais. Vous voyez les cent mètres devant vous et cela vous suffit. Pas besoin de tout contrôler de bout en bout en permanence. Concentrez-vous sur les cent prochains mètres : restez sur la route, évitez les obstacles, respectez le code de la route... Et avancez. Regardez la route, pas sur votre GPS. Il vous suffit de temps en temps de vérifier que tout se passe bien derrière vous et que vous êtes orienté vers votre destination, pour être en mesure de faire vos prochains choix et, si utile, de corriger le parcours.

> « Faites le premier pas en confiance, inutile de voir tout l'escalier. Faites juste le premier pas »
> (Martin Luther King Jr).

Le rapport d'intégrité

J'ai trouvé, chez le sportif et blogueur James Clear[1], une approche efficiente pour assurer ce pilotage. Elle permet de mettre au clair les différences entre là où nous en sommes et là où nous voulons aller pour orienter nos efforts de progression. C'est le « rapport d'intégrité ». Le principe est simple : il s'agit d'évaluer dans quelle mesure notre vie est cohérente avec les valeurs que nous nous sommes choisies ; dans quelle mesure nous sommes « intègres ». Je vous rassure tout de suite, personne ne l'est à 100 %. Nous ne sommes que des humains, par essence, faillibles et imparfaits. L'important, comme dans l'art chevaleresque du tir à l'arc et les principes zen, n'est pas la performance mais les actions que nous mettons en œuvre pour progresser et les apprentissages que nous en tirons.

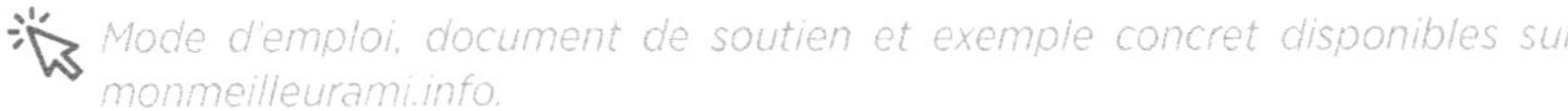
Mode d'emploi, document de soutien et exemple concret disponibles sur monmeilleurami.info.

Tout ceci est bien beau, me direz-vous, mais j'ai peur de ne pas y parvenir (sous-entendu, je préfère ne même pas essayer). Je vous comprends. Si vous saviez à quel point j'ai douté, temporisé, procrastiné... vous vous sentiriez beaucoup mieux ! La solution est simple : ressentez la peur et faites-le quand même. D'ailleurs, voici quelques conseils pour renforcer votre courage et votre audace.

---

1. James Clear anime le blog *jamesclear.com*.

Osons plus !

Ma vie a été, jusqu'à présent, une aventure improbable, chaotique et très intéressante. À travers cette série d'expériences agréables ou douloureuses, souhaitées ou inévitables, et grâce à mes formations, mes recherches, mes pratiques, mes échecs, mes rebonds, j'ai identifié deux leviers prioritaires pour agir de manière telle que ma vie ait du sens (pour moi au moins), qu'elle m'apporte de la satisfaction et un sentiment de bien-être. Le premier de ces leviers est le sujet du livre que vous tenez entre les mains : devenir son meilleur ami ; le second est l'audace.

L'audace est une énergie, une épice qui donne du goût à la vie. Grâce à l'audace, je peux oser rêver et définir une vie telle que j'aimerais la vivre. Oser penser que je peux progresser chaque jour. Oser croire que, si j'entreprends les actions appropriées, j'avancerai vers un résultat qui va dans le sens souhaité (même s'il peut être très différent de ce que je désirais au départ). Oser me fixer des objectifs ambitieux, dès lors que j'assume aussi les actions que cela implique. Oser rater, car il n'y a pas de possibilité de réussite si l'on refuse les échecs.:. Oui, oser plus et avec intelligence, faire de l'audace un mode de vie, comme nous y invite Philippe Gabilliet dans son *Éloge de l'audace et de la vie romanesque*.

> **«** Dans un monde où se multiplient les barrières, les interdits et les injonctions à la conformité, le choix de l'audace, tant vis-à-vis de soi-même que des autres et du monde, apparaît comme l'une des manières les plus subtiles et élégantes d'embellir son destin, de réveiller chaque matin l'étincelle romanesque qui couve en chacun de nous **»**
> (Philippe Gabilliet).

Apprenons à réinterpréter nos expériences plus difficiles

Un des principaux freins à notre audace est le jugement (souvent impitoyable) que nous portons sur nos difficultés passées : adversité, échecs, erreurs d'appréciation, cécité... La pratique ci-dessous m'a bien aidé à les relativiser et à comprendre que rien n'est totalement blanc ou noir. Les aléas de la vie nous apportent régulièrement de jolis cadeaux... Dès lors, l'enjeu de réussir ou pas ce qu'on a envie d'oser faire diminue drastiquement et notre audace se renforce.

LES PORTES SE FERMENT – LES PORTES S'OUVRENT

Rappelez-vous un moment de votre vie où quelqu'un vous a rejeté, où vous avez échoué dans un projet qui vous tenait à cœur, ou bien quand vous êtes passé à côté d'une opportunité sans la saisir. On pourrait considérer celui-ci comme un moment où des portes se ferment devant vous. Maintenant, réfléchissez à ce qui s'est passé après ça. Quelles nouvelles opportunités se sont offertes à vous ? Quelles portes se sont ouvertes ? Qu'est-ce qui s'est passé pour vous et qui n'aurait pu advenir si les premières portes ne s'étaient pas fermées ?

Décrivez ci-dessous deux ou trois expériences de ce type qui ont pu vous arriver.

Les portes qui se sont fermées devant moi étaient :

....

....

....

....

....

Suite à cela, les portes qui se sont ouvertes devant moi étaient :

....

....

....

....

....

Ensuite, repensant à ces expériences, répondez aux questions suivantes :

• Qu'est-ce qui a fait que ces portes se sont fermées ?

• Qu'est-ce qui vous a aidé à trouver puis ouvrir de nouvelles portes ?

• Combien de temps vous a-t-il fallu pour vous rendre compte que ces nouvelles portes s'ouvraient devant vous ?

• Cela vous fut-il facile de les voir ? Qu'est-ce qui a pu retarder cela ?

• Que pourriez-vous faire une prochaine fois pour voir plus clairement et plus rapidement les nouvelles portes ?

• Quels furent les effets des portes qui s'étaient fermées ? Combien de temps cela a-t-il duré ?

• Qu'est-ce que cette expérience a apporté de positif ? Que vous apprend-elle sur vous ? sur la vie ?

• Y a-t-il encore, dans votre vie, des portes fermées que vous aimeriez voir se rouvrir ?

Frank Sinatra travaillait comme serveur dans un restaurant. On raconte que sa vie a changé en un seul jour. Alors qu'il est en train de servir des clients, il voit entrer l'un des plus grands noms de l'industrie de la musique. Le jeune homme aux yeux bleus surprend tout le monde : il débarrasse la table à côté de l'homme, monte sur celle-ci et chante ! Il sait qu'en agissant de la sorte, il sera viré du restaurant, mais combien de fois cette porte, cette opportunité, s'ouvrirait-elle encore devant lui ? La suite de l'histoire, vous la connaissez…

Alors, si une porte se ferme devant vous, regardez vite celles qui se présentent et saisissez sans attendre vos nouvelles chances.

L'amitié avec soi-même et l'audace sont inséparables

À l'image du *ying* et du *yang*, chacune inclut une part de l'autre :

▶ D'une part, un bon ami me comprend, m'apprécie tel que je suis, avec mes forces et mes limites ; il me stimule aussi à me dépasser lorsque c'est nécessaire. Il m'encourage à quitter les situations néfastes et le *statu quo*, à prendre des risques raisonnables, à sortir de ma zone de confort et oser plus.

▶ D'autre part, pour développer mon audace et oser plus que je ne l'ai fait jusqu'ici, j'ai besoin de renforcer ma capacité à affronter les échecs. L'amitié avec moi-même est la relation intérieure qui me donne ce courage.

Comme l'auto-amitié, l'audace n'est pas une qualité innée, l'une et l'autre peuvent s'apprendre à tout âge. Dans *Osez plus, vivez mieux*, Daniel Kerrigan et moi-même proposons une démarche concrète pour passer à l'action en s'appuyant sur les trois leviers de l'audace : nos désirs, nos états d'esprit et nos capacités. La clé consiste simplement à apprendre et s'entraîner à *oser nous dépasser par petits pas*. L'action nous affranchit de la peur. Selon certains biologistes cités par Alexandre Jollien, le défi est le propre du vivant[1]. Nous mettre au défi nous met en vie. Alors, appuyez-vous sur votre ami intérieur, sur les valeurs qui vous importent, sur les intentions de vie qui vous animent, pour choisir un défi qui vous inspire. Et relevez-le !

Appuyons-nous sur les autres pour soutenir notre progression

Lorsqu'Alexandre, le premier psy que j'ai consulté, m'a proposé de participer à une thérapie de groupe, je ne savais pas très bien à quoi cela ressemblerait. C'est donc avec quelques appréhensions et autant de minutes de retard que je suis entré dans la pièce. J'avais une quarantaine d'années ; on était six ou sept, et la majorité des personnes assises en cercle étaient des femmes plus âgées. Elles n'en étaient visiblement pas à leur première séance et dévoilaient assez facilement leurs difficultés, leurs émotions, leurs frustrations, leurs peurs. Je suis resté silencieux pendant pratiquement toute la séance. Seule la présence d'un autre homme, plus jeune, grand et sympathique, m'a incité à m'ouvrir un peu et j'ai été étonné de ressentir l'accueil bienveillant que toutes ces personnes me réservaient. De séances en séances, j'ai commencé à oser dévoiler mes petits secrets, ces choses un peu honteuses que j'avais tant cherché à dissimuler. Cela m'a appris que plus je me livrais, et plus les séances m'étaient bénéfiques. J'ai aussi constaté que « le groupe »

---

1. Alexandre Jollien, *Éloge de la faiblesse*.

constituait pour moi un socle solide, sur lequel je pouvais m'appuyer en toute sécurité.

Brené Brown a très bien montré à quel point nous apprécions les autres lorsqu'ils osent révéler leur vulnérabilité. Or nous faisons tout ce qui est possible pour masquer la nôtre. Cherchez l'erreur... À travers les confidences des uns et des autres, j'ai commencé à découvrir « notre humanité commune ». Je pensais être le seul à avoir « des problèmes aussi graves ». J'ai constaté que chacun en avait, bien cachés. Étonnamment, François, le jeune homme du groupe, avait une histoire familiale très proche de la mienne. Un père très âgé, une mère très autoritaire. Nous avons beaucoup appris en osant nous dévoiler nos histoires cachées, nos misères, nos doutes, nos envies, nos peurs, nos hontes, et sommes devenus amis très proches. Depuis, nous nous voyons avec un plaisir intense. Nous partageons en toute confiance nos ressentis les plus intimes ; nous nous soutenons mutuellement face à nos difficultés et aux défis auxquels nous choisissons de nous atteler.

Pour soutenir les changements que vous aimeriez apporter à votre vie, comme cette démarche pour devenir un meilleur ami pour vous-même, appuyez-vous sur votre entourage. Ne craignez pas de solliciter de l'aide. Peut-être avez-vous peur de déranger, d'abuser... ? Imaginez qu'une personne proche de vous vous demande de l'aider. Que penseriez-vous d'elle ? Quels sentiments cela générerait-il en vous ? La plupart d'entre nous sommes ravis de pouvoir soutenir quelqu'un que nous apprécions et qui nous demande de l'aider à progresser dans la vie.

Bien choisir son groupe de soutien

Commencez par choisir vos complices. Si, autour de vous, pour l'instant, certaines personnes passent leur temps à vous décourager, éloignez-vous d'elles. Elles ne le font peut-être pas volontairement, mais cette attitude est toxique pour vous. Imaginez que vous ayez à soigner vos poumons. Quelle atmosphère choisiriez-vous ? L'air pur de la montagne ou celui d'un tunnel embouteillé ? L'oxygène dont vous avez besoin, ce sont les qualités que vous voulez développer en vous : la bienveillance, la compréhension, l'humanité, l'authenticité, le courage, la vulnérabilité, la compassion, l'enthousiasme. Quelles personnes plus ou moins proches de vous auraient ces qualités ? Ce sont elles que vous avez besoin de fréquenter. Appelez-les, allez les voir, demandez-leur de vous soutenir.

En leur compagnie, osez parler de vos difficultés, doutes, peurs, hontes... Parlez-leur de vos envies, de vos ambitions, des regrets que vous aimeriez ne pas avoir. Parlez-leur de ce que vous avez décidé d'entreprendre pour changer, ce qui marche déjà, ce qui coince encore, ce que cela vous apprend sur vous-même et sur la vie. Et interrogez-les sur leurs propres aspirations, leur parcours de vie, leurs réussites, leurs échecs, afin que vos échanges soient équilibrés : nous sommes tous en mouvement perpétuel.

Trouver un ou plusieurs compagnons de parcours

Dans la mesure du possible, cherchez l'une ou l'autre personne qui entamerait cette démarche avec vous. Offrez-leur ce livre et décidez de faire le parcours ensemble. Cela vous permettra de vous engager mutuellement. Lorsque nous acceptons de rendre des comptes à quelqu'un, nous respectons plus fidèlement nos engagements. C'est une des méthodes que nous utilisons beaucoup pour aider des individus à oser faire ce qu'ils redoutent. Nous les invitons à s'engager à l'égard du groupe. En fait, chacun le fait. Et nous nous donnons rendez-vous le mois suivant pour faire le point sur nos avancées respectives. Souvent, c'est à la dernière minute que les choses se font, mais elles se font. Et quand elles ne se font pas, le groupe accueille cela avec bienveillance, invitant amicalement à choisir un nouvel engagement, identique ou plus accessible. Le résultat que l'on obtient n'a qu'une importance relative ; ce qui compte, c'est le pas un peu risqué que l'on accepte de faire et les apprentissages que l'on en tire.

De manière pratique, encouragez-vous et engagez-vous les uns par rapport aux autres. « D'ici notre prochain RV dans deux semaines, je m'engage à faire .... Et toi ? » Soyez précis à propos des actions choisies et des échéances. Donnez-vous des rendez-vous réguliers pour partager vos progrès, mais aussi vos difficultés, vos doutes, vos échecs intermédiaires. Félicitez-vous et conseillez-vous mutuellement avec bienveillance.

Faites preuve d'une grande bienveillance mutuelle : « OK, tu as essayé de faire cela et ça ne s'est pas passé comme tu le souhaitais. Ce n'est pas grave. Je comprends. Ça nous arrive à tous. » Mais n'oubliez pas une certaine dose de rigueur : « Échouer fait partie de tout processus d'apprentissage. Que peux-tu apprendre de cette tentative ? Et comment pourrais-tu faire autrement ? Quand vas-tu le faire ? De quelle aide pourrais-tu avoir besoin et que peux-tu faire pour l'obtenir ? »

Enfin, si ce n'est pas trop terrifiant pour vous, rendez public votre engagement. Dans son livre *Oser vivre sa vie*, le psychologue clinicien et thérapeute ACT[1], Freddy Jackson Brown, explique :

> *« Nous sommes des animaux sociaux et désirons le respect et la reconnaissance de nos pairs. Si nous annonçons que nous allons faire quelque chose, nous avons alors tout intérêt à le faire pour que nos amis, notre famille ou collègues nous perçoivent de manière positive. Cela peut être ressenti comme un fardeau supplémentaire, mais c'est en partie le but poursuivi. Nous recherchons la motivation sociale qui découle de notre engagement public. Si vous n'êtes pas sûrs ou ressentez trop de stress à cette idée, alors gardez vos objectifs pour vous. Mais si vous pensez que cela peut vous booster dans votre démarche, alors n'hésitez pas, parlez-en. »*

Lorsque j'ai décidé d'écrire ce livre, je l'ai annoncé publiquement lors de dîners entre amis. J'ai envoyé un e-mail à des centaines de personnes, alors que je n'étais encore nulle part. D'une certaine manière, cela a soutenu ma motivation. Je m'étais engagé, il devenait difficile pour moi de faire marche arrière. Et de très nombreux amis m'ont témoigné leur sympathie, leurs encouragements. Cela m'a porté. Plusieurs années ont

---

1. ACT est l'acronyme de *acceptance and commitment therapy*, en français « thérapie de l'acceptation et de l'engagement ». Elle fait partie de la 3ᵉ vague des thérapies cognitives et comportementales et repose sur des acquis récents de la psychologie suggérant que des stratégies centrées sur le contact avec le moment présent et l'acceptation de ce qui est éprouvé, pensé et ressenti peuvent utilement compléter les approches classiques.

été nécessaires. Mais, grâce à leur présence physique ou morale à mes côtés, je n'ai pas baissé les bras. Résultat : vous tenez mon livre entre vos mains !

Pourquoi tant de propositions d'action dans un livre sur l'auto-amitié ?

Mes expériences et recherches ont créé en moi la conviction profonde que c'est par l'action que l'on transforme sa vie. Comme nous l'avons vu au cours de ces chapitres, notre culture véhicule une série de croyances trompeuses : lorsque nous aurons plus de réussite, nous serons plus heureux ; lorsque nous aurons une plus grande confiance en nous, nous oserons plus ; lorsque nous rencontrerons quelqu'un, nous nous aimerons mieux.

Les recherches nous montrent que la réalité est inverse : c'est lorsque nous nous aimons mieux, que nous sommes en condition de rencontrer quelqu'un qui nous aime ; lorsque nous osons plus, que nous avons une plus grande confiance en nous ; lorsque nous sommes plus heureux, que nous avons plus de réussite. La différence fondamentale entre ces deux logiques réside dans le fait que, dans les secondes formulations, nous sommes au centre. Ce qui veut dire que nous récupérons le pouvoir d'agir. C'est par notre initiative que la transformation s'opère.

Lorsque je me mets en action, en acceptant l'incertitude du résultat, mais en m'engageant malgré cela de tout mon cœur, je favorise les conditions du succès. Mon ami et moi vivons ensemble des expériences qui renforcent nos liens ; des expériences qui sont positives car dépendantes de notre engagement et non des résultats. Nous commençons à maîtriser l'art chevaleresque de l'auto-amitié !

À quoi pourrions-nous le dédier ?

7 Engageons-nous !

Au fil de ces pages, nous avons vu l'importance d'être un bon ami pour soi. Nous avons compris que ce n'est pas un élan spontané : cela requiert une démarche volontaire, une discipline. Il s'agit d'une vigilance à entretenir, d'habitudes à créer ou modifier, de pratiques à mettre en œuvre, si possible chaque jour, comme celles nécessaires à entretenir notre forme physique. Tout ceci implique de notre part un réel investissement. Et une bonne dose de motivation ! Celle-ci vient du sens que nous donnons à ce que nous faisons, au-delà de nous, pour les autres.

« Si je ne m'occupe pas de moi, qui le fera ? Mais si je ne m'occupe que de moi, qui suis-je ? Et si je ne le fais pas maintenant, alors quand ? »
(Hillel).

Selon Dan Ariely[1], « les choses qui nous apportent un bonheur profond sont fondamentalement celles qui prennent le plus de temps et sont porteuses de sens. Faire un marathon, écrire un livre, lancer une start-up, escalader une montagne, réussir un projet... Quelle qu'en soit la nature, les choses importantes dans notre vie ne sont pas celles qui répondent à un principe de plaisir immédiat. Ce qu'elles ont en commun, c'est le sens. Elles vont au-delà du moment et touchent à quelque chose de beaucoup plus grand ». Mais comment trouver ce sens ?

---

1. Professeur de psychologie et d'économie comportementale israélo-américain, Dan Ariely enseigne à l'université Duke et est le fondateur du Center for Advanced Hindsight.

CHOISIR LE SENS DE NOTRE EXISTENCE

Notre vie a-t-elle un sens en dehors d'elle-même? Cette question inscrite dans la lignée des grandes réflexions métaphysiques n'aura sans doute jamais de réponse définitive. Mais ce n'est pas pour ça qu'on ne peut pas choisir d'y répondre, et surtout à notre humble échelle: notre existence a le sens qu'on décide de lui donner. Elle est le matériau sur lequel on a la liberté de travailler.

Pour choisir ce sens et l'insuffler dans ma vie, j'ai réfléchi à ce qui m'emplit d'enthousiasme, d'énergie, de joie, ce qui me donne la *power patate*. Ce qui me motive dans la durée, au-delà des instants de plaisir immédiat. J'ai repéré les moments où je me suis senti pleinement vivant, « à ma juste place », et j'ai cherché à identifier ce qui était commun à ces différentes situations. Cela m'a permis de découvrir ce qui m'anime vraiment: apprendre à vivre « une bonne vie ». Une vie qui soit épanouissante, épatante, enthousiasmante. Une vie agréable à vivre de l'intérieur, indépendamment des circonstances extérieures, et qui fasse du bien autour de moi. Une vie qui contribue, ne fût-ce que modestement, à l'harmonie du monde, à sa beauté, à son agrément. Une vie qui fasse honneur à la Vie !

Nourri par ce sens, j'ai senti grandir en moi une motivation solide et durable. Je ne le savais pas, mais, d'après Dan Ariely, « le facteur de motivation le plus puissant au monde est probablement notre lien avec les autres ». Cet élan naturel à s'engager dans la vie et à nous soucier des autres est inscrit dans nos gènes et s'exprime déjà chez les enfants en bas âge. Il est partagé avec de nombreuses autres espèces de mammifères, comme les baleines à bosse, que les scientifiques voient régulièrement intervenir pour protéger des phoques, notamment contre les attaques d'orques. Nous sommes, par nature, altruistes.

À QUELLE ŒUVRE LA VIE VOUS INVITE-T-ELLE À CONTRIBUER ?

Si vous ne savez pas encore à quoi vous invite la vie, cela peut vous sembler compliqué à trouver. Mais rien n'est plus simple : un élan naturel est présent en chacun de nous ; il suffit de lui faire de la place. La vie nous habite. Laissons-la faire son œuvre. Un pommier ne cherche pas à produire des pommes, il est simplement pommier. Le feu ne cherche pas à réchauffer, il est chaleur. L'eau ne cherche pas à désaltérer, elle est fraîcheur. Le soleil ne cherche pas à briller, il est lumière. Laissez-vous être qui vous êtes.

Soyez un bon ami pour vous, écoutez-vous et faites confiance à ce qui se passera alors. Posez-vous par exemple cette question : comment pourrais-je me mettre au service d'une cause plus grande que moi ? Ou comment pourrais-je apporter une contribution dans mon propre monde[1] ? Victoria, une jeune philosophe avec laquelle j'ai le plaisir de travailler, témoigne : « En étant bienveillant avec soi-même, en étant son propre meilleur ami, on participe d'un monde meilleur. Si on est plein de compassion envers soi, cette compassion est contagieuse ; si on est mieux avec soi-même, ça se propage – c'est comme un ricochet. Toute cette démarche est communicative. Il y a un effet contagieux, qui dépasse l'individualisme. » Je pense, comme elle, qu'il importe de le répéter encore et encore.

En éveillant en vous cet ami intérieur solide, vous renforcez votre courage, votre lucidité, votre bienveillance, votre capacité à vous engager, à vous exposer. Vers où vous conduit votre cœur ? Vous mettre au service de la beauté, des autres, de la nature, de la vie, de la recherche... ? Qu'est-ce qui vous fait vibrer ? Quelles limites auto-imposées auriez-vous envie de dépasser ? Avec l'aide de votre ami, tout devient envisageable. L'important, c'est de choisir et de vous mettre en mouvement, en acceptant l'incertitude inhérente à tout dépassement et en faisant

---

1. Daniel Pink, *La Vérité sur ce qui nous motive*.

confiance à la vie. Et, au-delà des aléas de la vie, de profiter pleinement *Du plaisir d'être soi*, comme nous y invite Sophie Peters dans son savoureux livre éponyme.

Car notre ami est là pour nous réconforter en cas de coup dur et nous aider à y faire face. Nous avançons vers des périodes que beaucoup prédisent hautement turbulentes. Les défis et déficits que nous léguons aux générations futures sont colossaux. Mais si chacun de nous se met davantage au service de la vie, nous pouvons faire évoluer les choses. Aussi minime que soit votre initiative, elle compte.

L'enfant et l'étoile de mer

Un homme se promène sur une plage. En cette saison, la marée dépose, jour après jour, des milliers d'étoiles de mer qui se dessèchent au soleil. Il voit un enfant qui ramasse des étoiles de mer et les rejette à l'eau. Il s'adresse à lui : « Pourquoi fais-tu ça ? Tu perds ton temps, regarde le nombre d'étoiles de mer sur le sol. Et c'est comme ça tous les jours, tu n'y changeras rien. » Le garçon réfléchit un instant. Puis il prend une étoile de mer en main, la lance le plus loin possible dans l'eau et lui répond : « Pour celle-ci, ça change tout ! »

ALORS, VOICI MON INVITATION

Alors voici mon invitation : engageons-nous, faisons la paix en nous et autour de nous, apprivoisons-nous, apprécions-nous comme nous sommes, sans jugement. Soyons notre meilleur ami. Retrouvons notre âme d'enfant avec toute sa joie, son enthousiasme, sa fraîcheur. Osons nous écouter, nous faire confiance et prendre les risques appropriés. Lançons-nous. Soyons généreux avec les autres et avec la vie. Donnons tout ce que nous pouvons sans chercher à recevoir. Osons tenter le premier pas et faire confiance à ce que la vie mettra en œuvre pour nous accompagner sur notre route. Cheminons encore et toujours, pour soi, pour les autres, avec les autres. Progressons parce que nous nous apprécions et non pour nous apprécier. Acceptons nos peurs, nos doutes, nos confusions. Ils sont le terreau sur lequel peuvent pousser notre courage, notre lucidité, notre persévérance. Célébrons nos tentatives, nos avancées, nos échecs. Oui, célébrons, célébrons et partageons… Le monde a besoin de nouveaux audacieux !

Merci de m'avoir accompagné jusqu'ici. Bonne route et à bientôt…

Si mon « psycho-mix » vous a fait danser ou bouger, les dix principes du « Manifeste de l'amitié avec soi-même » et les ressources qui suivent vous aideront à garder le rythme.

« Votre temps est limité. Ne le gâchez pas en menant une existence qui n'est pas la vôtre. Ne laissez pas le brouhaha extérieur étouffer votre voix intérieure. Et surtout ayez le courage de suivre votre cœur et votre intuition. L'un et l'autre savent déjà ce que vous voulez réellement devenir. Le reste est secondaire »
(Steve Jobs).

Manifeste de l'amitié avec soi-même

Je m'engage à être mon meilleur ami et à mettre en œuvre les dix principes suivants.

1. Je suis heureux d'être qui je suis. Je m'accepte, m'apprécie et m'aime comme je suis.

2. Je passe du temps seul avec moi chaque jour. Je suis présent pour moi, à mon écoute, fidèle.

3. Je me parle avec bienveillance et compréhension, sans tomber dans la complaisance, comme le ferait un vrai ami. Dès que j'entends mon critique intérieur, je le remercie pour ses bonnes intentions et lui indique que je préfère me motiver autrement.

4. Je me félicite pour mes actions du jour et exprime les sentiments positifs que j'ai pour moi.

5. J'accueille avec bienveillance ma vulnérabilité, mes peurs, mes doutes, mes hontes. J'ose échanger à leur propos avec des personnes dignes de confiance.

6. Je choisis avec clarté mes valeurs et mes intentions de vie. Elles font sens pour moi et me motivent à me dépasser, notamment au service des autres. Je veille à la cohérence entre ces choix, et mes actions et pensées dans les différents domaines de mon existence.

7. Je cultive l'audace, la générosité et le dépassement au service de mes choix de vie. Quand je rencontre des obstacles sur mon chemin, j'apprends à les considérer comme des défis enthousiasmants.

8. Mon corps est le précieux véhicule de mon existence. J'en prends soin et le développe, comme je le fais aux niveaux moral et spirituel.

9. Je mets un point d'honneur à tenir mes engagements. Si, un jour, je n'y parviens pas, je me traite avec compréhension et bienveillance car je sais que je suis humain donc imparfait, et je m'engage à faire mieux le lendemain.

10. Je cultive cette qualité de relation amicale autour de moi. J'aime et célèbre la vie.

Fait avec confiance et enthousiasme, le .... , à ....

(signature)

Pour aller plus loin

Vous trouverez sur le site *monmeilleurami.info* des informations et ressources pour poursuivre votre démarche :

- une version imprimable du « Manifeste » ;
- les détails de l'enquête réalisée sur l'amitié ;
- une série d'exercices présentés dans ce livre, y compris, pour la plupart, un mode d'emploi et des documents supports à imprimer, et notamment :
  - des liens vers des méditations guidées ;
  - la grille de l'enquête appréciative (y compris un mode d'emploi et des conseils pour l'organiser à plusieurs) ;
  - des infos et ressources sur le *kasàlà* ;
  - une démarche structurée pour choisir et clarifier un défi ;
  - une liste de noms d'émotions ;
- une bibliographie avec les références des livres cités dans ces pages et d'autres que je vous recommande ;
- une série de liens vers d'autres sites de référence où vous trouverez des outils intéressants ;
- des liens vers des vidéos qui m'ont inspiré (témoignages, interviews, conférences TED) ;
- un blog où je posterai des informations et des histoires inspirantes.

Remerciements

Merci de tout cœur à tous ceux qui m'ont aidé. Ce livre est pour vous aussi. La liste est longue et sans doute incomplète.

Merci à vous, Pierre et Louba, mes merveilleux parents partis beaucoup trop vite, ainsi qu'à vos parents et tous nos ascendants. Vous m'avez offert cet inestimable présent qu'est la vie et vous l'avez accompagné de biens précieux comme l'amour, l'équilibre, la sécurité, la culture, la curiosité, l'enthousiasme...

Merci Molly, merci Milton, si chers enfants ; vous êtes le soleil de ma vie, vous en illuminez chaque journée.

Merci Martine, ma compagne, ma complice, ma muse. Ce livre est aussi pour toi, avec tout mon amour, et pour Boris, ton fils dont, comme moi, tu es si légitimement fière et qui m'aide à développer mon site.

Merci à toute ma famille proche et moins proche, qui me soutient indéfectiblement, et en particulier à ma sœur Catherine.

Merci à tous mes amis. Comme vous l'avez peut-être lu, chacun de vous a contribué à faire de moi ce que je suis aujourd'hui. Vous me portez. Merci aussi à tous ceux qui ont répondu à mon questionnaire sur l'amitié.

Merci à Daniel Kerrigan qui m'alimente depuis deux ans en conseils, références, idées et études récentes en psychologie cognitive et neurosciences, et qui m'accompagne avec toute sa compétence, son enthousiasme et sa créativité dans le lancement du projet DareDo pour aider chacun à oser plus, pour vivre mieux.

Merci à Laurence Ortegat, qui m'a soutenu dans l'amélioration et la structuration des textes de ce livre et a contribué à renforcer ma confiance dans ma capacité d'écrire. Merci aussi à vous qui avez pris le temps de relire mon manuscrit et m'avez aidé à l'améliorer : Évelyne, Caroline, Christèle, François, Pascaline, Dominique, Victoria. Et merci à Isabelle Chave de m'avoir accompagné avec sensibilité et rigueur vers la version finale de ce manuscrit.

Merci à Élodie Bourdon, mon éditrice chez Eyrolles, pour sa confiance et la complicité qu'elle a créée autour de ce projet ; merci à toute l'équipe Eyrolles que j'espère très mobilisée, et à Alice Gilles pour la charmante illustration de la couverture.

Merci à Pierre Moorkens qui soutient notre projet DareDo et de nombreuses autres initiatives aidant à « Mieux être, Mieux vivre, Mieux travailler ». Pierre, ta présence bienveillante à nos côtés nous apporte force et confiance. Merci aussi à toute l'équipe DareDo. Vous êtes top !

Merci à tous mes coachs et psys, ainsi qu'aux concepteurs et animateurs des formations, conférences, séminaires et ateliers auxquels j'ai participé.

Merci à vous qui avez favorisé mon inspiration en m'hébergeant pendant mes semaines d'écriture : Emmanuel et Anne ; Roberto, Betty et Philippe ; Pierre ; Philippe et Danièle ; Cédric et Muriel. Double dose pour toi Cédric, tu m'as permis de mettre le pied à l'étrier. Gratitude profonde pour ce coup de pouce déterminant !

Merci à chacun de vous, qui participez à mes séances de coaching et à nos ateliers sur l'audace et l'auto-amitié. Vivre avec vous ces moments de courage et de dépassement est une source d'inspiration, d'enthousiasme et de joie.

Merci enfin à vous, chère lectrice ou cher lecteur, pour votre présence à mes côtés. J'ai beaucoup pensé à vous en écrivant ces lignes, en souhaitant qu'elles puissent vous être utiles. Merci d'être présent au rendez-vous !

Bibliographie

Achor S., Midal F. (dir.), *Comment devenir un optimiste contagieux*, Pocket, 2015.

André C., *Imparfaits, libres et heureux : pratiques de l'estime de soi*, Odile Jacob, 2006.

Ariely D., *C'est (vraiment ?) moi qui décide : les raisons cachées de nos choix*, Flammarion, 2016.

Ben-Shahar T., Midal F. (dir.), *L'Apprentissage du bonheur*, Pocket, 2011.

Brown B., *Le Pouvoir de la vulnérabilité*, Guy Trédaniel, 2014.

Byron K., Mitchell S., *Aimer ce qui est*, Ariane, 2003.

Cameron J., *Libérez votre créativité*, J'ai Lu, 2007.

Campbell J., Moyers B., *The Power of Myth,* Anchor Books, 1991. Version française *Puissance du mythe*, Oxus, 2009.

Canfield J., Switzer J., *Le Succès selon Jack. Les principes du succès pour vous rendre là où vous souhaitez être*, Un monde différent, 2005.

Cespedes V., *L'Ambition ou l'Épopée de soi*, Flammarion, 2013.

Chödrön P., *Entrer en amitié avec soi-même*, Pocket Spiritualité, 2000.

Cohen A., *Enough Already : The Power of Radical Contentment*, Hay House, 2012.

Collignon P., *Heureux si je veux : en finir avec l'insatisfaction chronique*, Eyrolles, 2015.

Collignon P., *Enfin libre d'être moi : besoin de reconnaissance et peur du regard de l'autre : j'ai passé le cap !*, Eyrolles, 2016.

Csíkszentmihályi M., *Vivre. La psychologie du bonheur*, Pocket, 2006.

D'Ansembourg T., *Cessez d'être gentil, soyez vrai! Être avec les autres en restant soi-même*, Éditions de l'Homme, 2014.

D'Ansembourg T., Van Reybrouck D., *La Paix, ça s'apprend. Guérir de la violence et du terrorisme*, Actes Sud, 2017.

Saint-Exupéry A. de, *Le Petit Prince*, Gallimard, 1999.

Duhigg C., *Le Pouvoir des habitudes : changer un rien pour tout changer*, Flammarion, 2016.

Durruty B., Schwennicke C., *Parent Zen*, Éditions de l'Homme, 2015.

Durruty B., *Vivement lundi! Comprendre le stress pour être heureux au travail*, Éditions de l'Homme, 2016.

Dweck C., *Changer d'état d'esprit. Une nouvelle psychologie de la réussite*, Mardaga, 2010.

Elrod H., *Miracle Morning* (en français), First, 2016.

Ferry L., *Apprendre à vivre : je vais te raconter l'histoire de la philosophie*, Plon, 2006.

Fradin J., *L'Intelligence du stress*, Eyrolles, 2008.

Frankl V., *Découvrir un sens à sa vie avec la logothérapie*, Éditions de l'Homme, 2013.

Gabilliet Ph., *Éloge de l'audace et de la vie romanesque*, Saint-Simon, 2015.

Gilbert P., Choden, *Pleine conscience et compassion. Approches théoriques et applications thérapeutiques*, Elsevier Masson, 2015.

Gilbert P., *Compassion Focused Therapy*, Routledge, 2010.

Gilbert P., *The Compassionate Mind*, Constable & Robinson, 2009.

Hanson R., Mendius R., *Le Cerveau de Bouddha*, Pocket, 2013.

Hardy D., *L'Effet cumulé*, Success Book, 2012.

Hawking S., *Une brève histoire du temps*, Flammarion, 2008.

Herrigel E., *Le Zen dans l'art chevaleresque du tir à l'arc*, Dervy, 1998.

Houdé O., *Apprendre à résister*, Éditions Le Pommier, 2014.

JACKSON BROWN, F., *Oser vivre sa vie*, Éditions de la Martinière, 2014.

JANSSEN T., *Le Défi positif*, Pocket, 2013.

JOLLIEN A., *Éloge de la faiblesse,* Marabout, 2011.

KERRIGAN D., PORTEVIN P., *Osez plus, vivez mieux*, DareDo, 2016.

KOTSOU I., *Éloge de la lucidité. Se libérer des illusions qui empêchent d'être heureux*, Marabout, 2015.

KRISHNAMURTI J., *Le Livre de la méditation et de la vie,* Le Livre de Poche, 1999.

LE DOZE F., *La Force de la confiance: une thérapie pour s'unifier,* Odile Jacob, 2015.

LYUBOMIRSKY S., MIDAL F. (dir.), *Qu'est-ce qui nous rend vraiment heureux?*, Pocket, 2015.

MILIS M., *Exercices pratiques d'autolouange,* Payot, 2013.

NEFF K., *S'aimer. Comment se réconcilier avec soi-même*, Belfond, 2013.

NEMETH M., *The Energy of Money,* Wellspring/Ballantine, 2000.

PETERS S., *Du plaisir d'être soi*, François Bourin, 2015.

PINK D., *La Vérité sur ce qui nous motive*, Flammarion, 2016.

RAVIKANT K., *Love Yourself Like Your Life Depends On It,* CreateSpace, 2012.

RICHO D., *Les Cinq Choses qu'on ne peut pas changer dans la vie*, Payot, 2012.

RILKE R.-M., *Lettres à un jeune poète*, Grasset, coll. « Les cahiers rouges », 2002.

RINPOTCHÉ Y. M., *Bonheur de la méditation*, Fayard, 2007.

ROSENTHAL R. A., JACOBSON L., *Pygmalion à l'école*, Casterman, 1994.

ROUSTANG F., *La Fin de la plainte*, Odile Jacob, 2001.

SAUSSEZ T., *50 bonnes raisons de choisir l'optimisme*, Saint-Simon, 2016.

SCHWARTZ R., *Système familial intérieur: blessures et guérison*, Éditions Elsevier, 2009.

SELIGMAN M. E. P., *Changer, oui c'est possible. Travailler ses forces, accepter ses limites*, J'ai lu, 2014.

SELIGMAN M. E. P., *La Force de l'optimisme*, Pocket, 2012.

SERVAN-SCHREIBER F., *Power Patate*, Marabout, 2014.

SINGER T., BOLZ M., *Compassion. Bridging Practice and Science*, e-book gratuit sur le site *www.compassion-training.org*.

WARE B., *Les Cinq Regrets des personnes en fin de vie*, Guy Trédaniel, 2013.

WATZLAWICK P., *Faites vous-même votre malheur*, Points, 2014.

Index

Table des exercices